Veronika Pichl

Schlank
ins neue Jahr

Veronika Pichl

Schlank ins neue Jahr

Die 31-Tage-Challenge zum Abnehmen

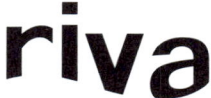

Bibliografische Information der Deutschen Nationalbibliothek
Die Deutsche Nationalbibliothek verzeichnet diese Publikation in der Deutschen Nationalbibliografie.
Detaillierte bibliografische Daten sind im Internet über http://d-nb.de abrufbar.

Für Fragen und Anregungen
info@rivaverlag.de

Wichtiger Hinweis
Dieses Buch ist für Lernzwecke gedacht. Es stellt keinen Ersatz für eine individuelle medizinische Beratung dar und sollte auch nicht als solcher benutzt werden. Wenn Sie medizinischen Rat einholen wollen, konsultieren Sie bitte einen qualifizierten Arzt. Der Verlag und die Autorin haften für keine nachteiligen Auswirkungen, die in einem direkten oder indirekten Zusammenhang mit den Informationen stehen, die in diesem Buch enthalten sind.

Originalausgabe
1. Auflage 2021
© 2021 by riva Verlag, ein Imprint der Münchner Verlagsgruppe GmbH
Türkenstraße 89
80799 München
Tel.: 089 651285-0
Fax: 089 652096

Redaktion: Caroline Kazianka
Umschlaggestaltung: Sonja Vallant
Umschlagabbildungen: Vorderseite oben: Kiian Oksana/Shutterstock.com, Losangela/Shutterstock.com, unten: zarzamora/Shutterstock.com; Rückseite oben: Timolina/Shutterstock.com, Liliya Kandrashevich/Shutterstock.com, unten: PicksArt/Shutterstock.com
Layout und Satz: Müjde Puzziferri, MP Medien, München
Druck: Florjancic Tisk d.o.o., Slowenien
Printed in the EU

ISBN Print 978-3-7423-1498-7
ISBN E-Book (PDF) 978-3-7453-1165-5
ISBN E-Book (EPUB, Mobi) 978-3-7453-1166-2

Weitere Informationen zum Verlag finden Sie unter

www.rivaverlag.de

Beachten Sie auch unsere weiteren Verlage unter www.m-vg.de

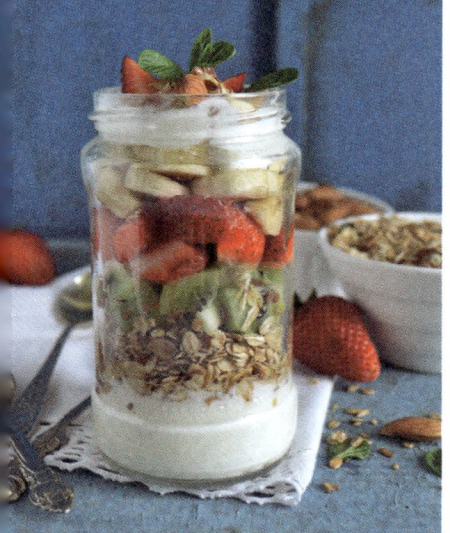

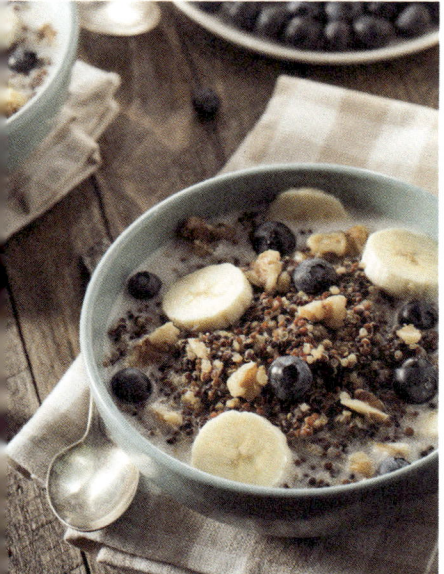

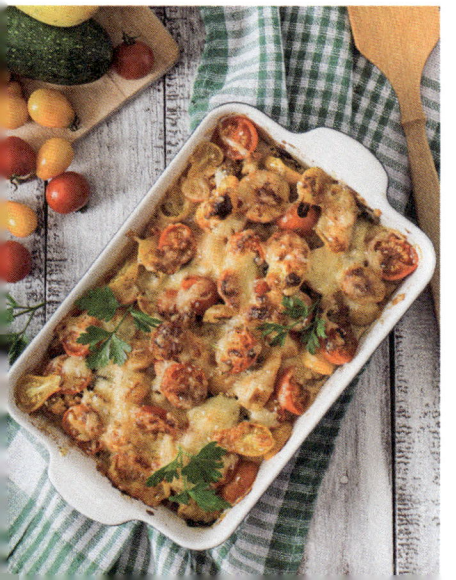

Inhalt

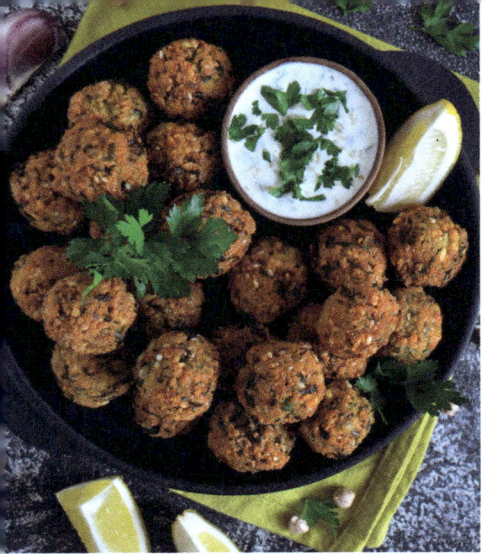

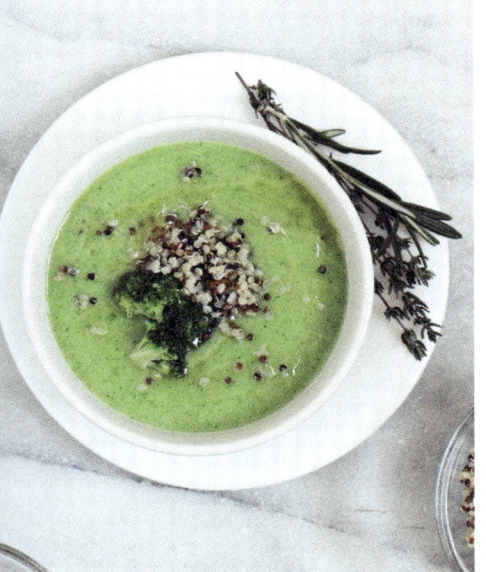

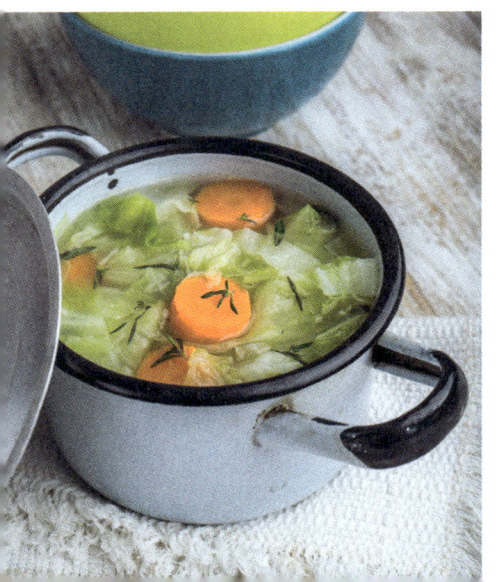

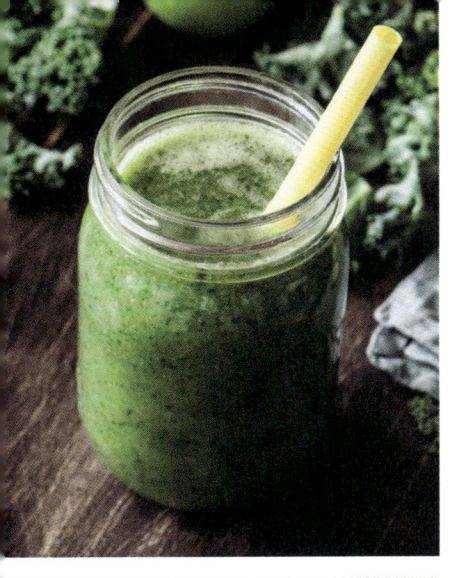

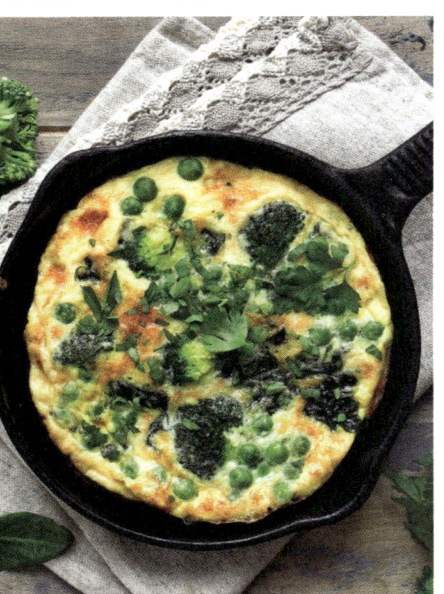

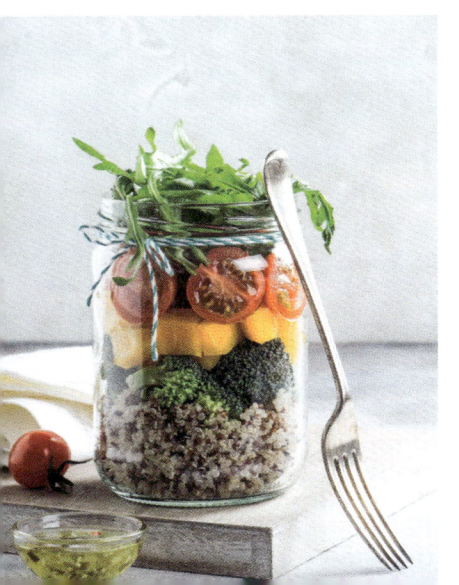

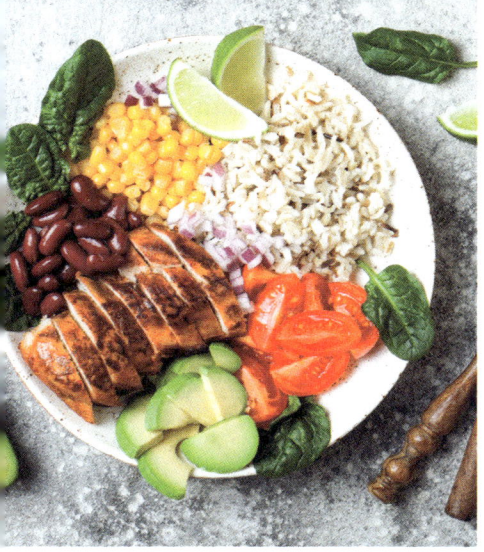

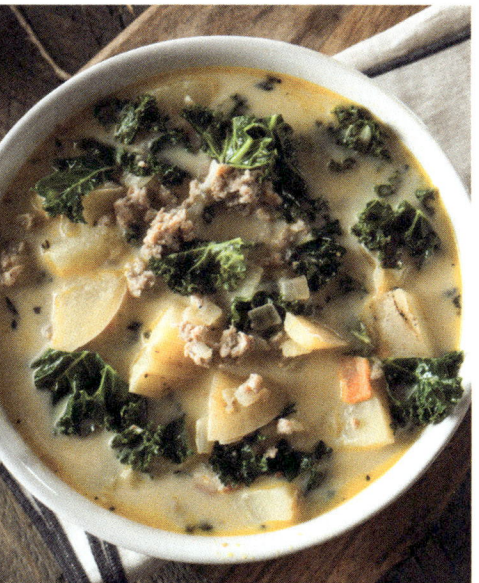

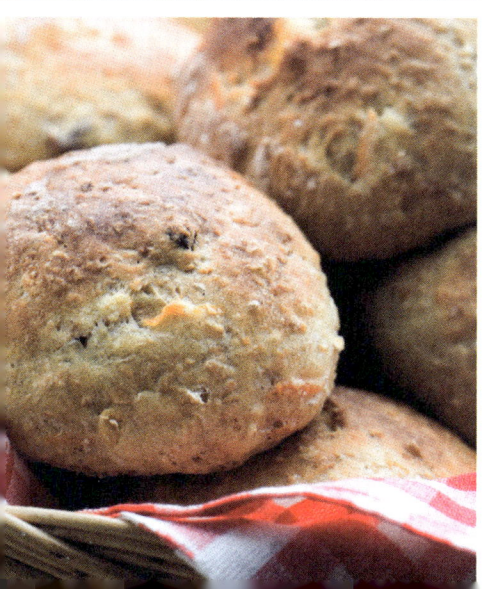

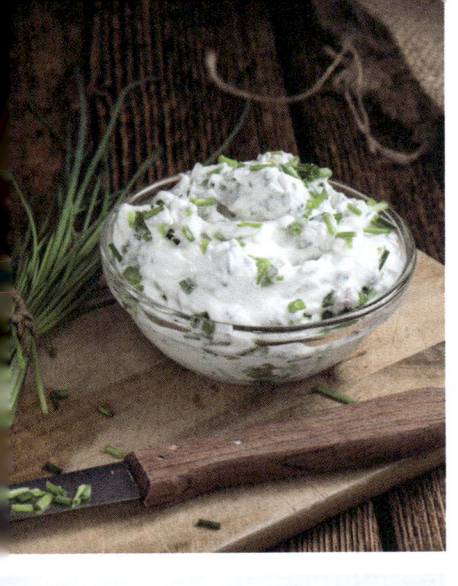

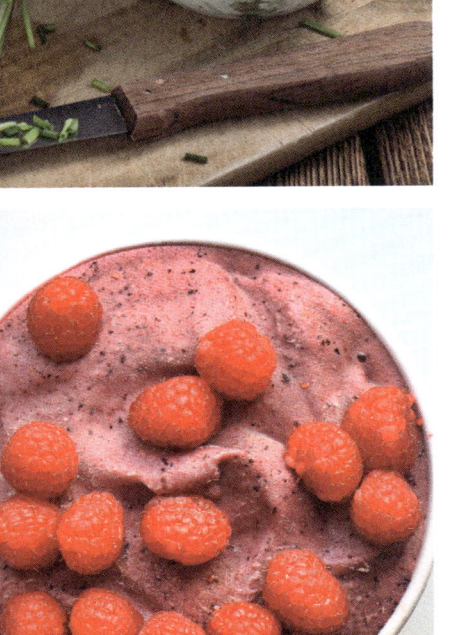

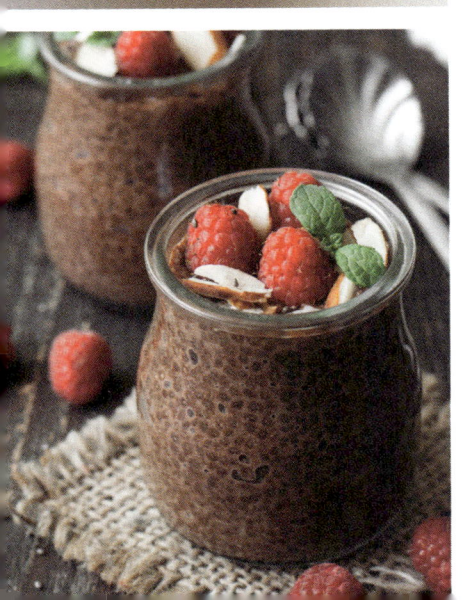

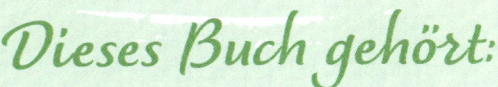

Dieses Buch gehört:

_____

_____

_____

Das beste Projekt, an dem du jemals arbeiten wirst,
BIST DU SELBST.

Meine 31-Tage-
Abnehm-Challenge

Der Unterschied zwischen dem, der du bist, und dem,
der du sein möchtest, ist das, was du tust.

Markiere hier jeden erfolgreichen Challenge-Tag:

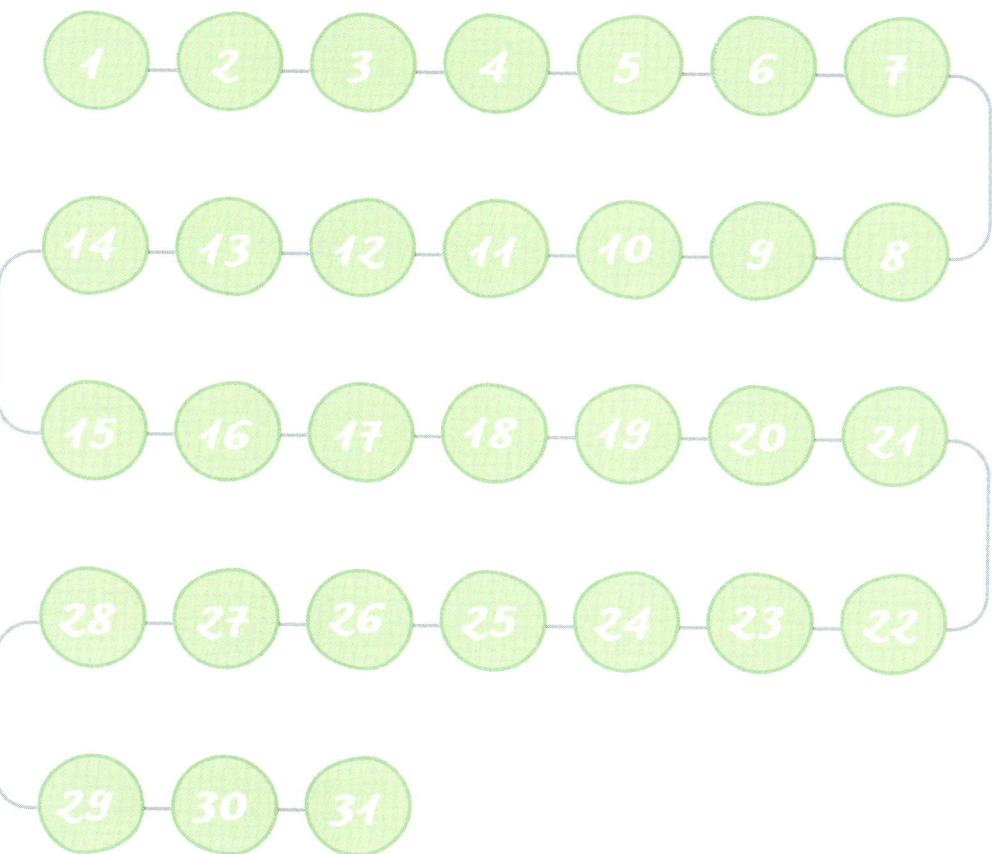

Challenge-Ablauf

Vor Beginn der Challenge – Vorbereitung:

Bitte bearbeite diese Seiten, noch bevor du mit der Challenge beginnst:

○ Startpunkt: Hier stehe ich (S. 14)

○ Finde dein Warum (S. 15)

○ Deine Wunschbilder-Collage (S. 16)

Essensplanung:

○ Verschaffe dir einen Überblick über die Rezeptideen. Plane deine Mahlzeiten für die nächsten Tage und deinen Einkauf.

Während der Challenge:

Die 31-Tage-Abnehm-Challenge (S. 12):
Markiere jeden erfolgreichen Challenge-Tag.

Challenge-Tage 1–31 von (S. 24 bis S. 84):
Tag für Tag Tipps, Infos und Motivationstexte

Wiege- und Messtabelle (S. 87):
Dokumentiere deine Veränderungen während der Challenge in der übersichtlichen Tabelle für Gewicht, Körperfettanteil und Maße. Wiege dich möglichst nur 1 x pro Woche. Die Tabelle kannst du später fortführen, bis du dein Endziel erreicht hast.

Gewichtsverlust-Motivationsglas (S. 87):
Führe dir deine Erfolge bildlich vor Augen und trage deine verlorenen Pfunde oder Kilos ein.

Hör auf zu träumen,
fang einfach an!

Nach der absolvierten Challenge:

○ Ist-Stand nach der Challenge dokumentieren (S. 19): Das hast du geschafft!

○ Reflexionsmöglichkeit (S. 200): Wie geht es dir jetzt? Was hat sich verändert?

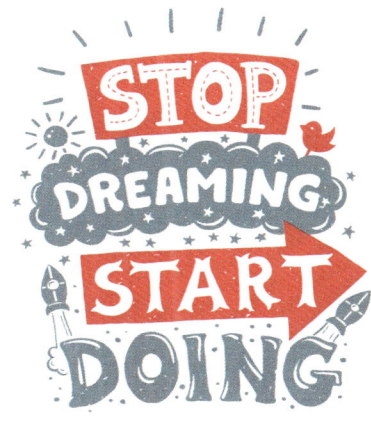

Startpunkt: Hier stehe ich

Wenn man eine Reise macht, gibt es einen Startpunkt und ein Ziel. Bei deiner Reise zum Wunschgewicht ist das genauso. Zu Beginn der Challenge ist es wichtig, deine Ausgangssituation genau zu dokumentieren. Der Startpunkt ist dein aktueller Ist-Stand, also dein Gewicht, dein Körperfettanteil bzw. deine Maße und Fotos von dir am heutigen Tag.

Startpunktdokumentation

Für einen aussagekräftigen Vorher-nachher-Vergleich solltest du deinen Ist-Stand zu Beginn der Challenge auf der Startpunkt-Seite (S. 18) wie folgt festhalten:

Notiere deine Maße

Nimm ein Maßband, stelle dich gerade und entspannt hin, miss die Umfänge deiner Körperpartien, wie zum Beispiel die Taille an der stärksten Stelle, und trage die jeweiligen Daten auf S. 18 ein.

Notiere dein Gewicht

Stelle dich am besten morgens vor dem Frühstück auf die Waage. Falls du im Besitz einer Körperfettwaage bist, solltest du zusätzlich zu deinem Gewicht auch noch den aktuellen Körperfettanteil eintragen. Notiere deine Werte auf S. 18.

Mache Fotos von dir

Veränderungen werden erst nach und nach sichtbar – selbst nimmt man sie oft gar nicht so deutlich wahr. Mache deshalb zu Beginn der Challenge und am Ende Fotos von dir. So hast du den Vorher-nachher-Vergleich und kannst deinen Erfolg gleich sehen.

Tipp:

Um Veränderungen noch besser erkennen zu können, kannst du mehrere Fotos machen, und zwar:

1. Fotos in normaler, leicht figurbetonter Kleidung von vorne, von der Seite und von hinten.
2. Fotos in Unterwäsche, ebenso von vorne, von der Seite und von hinten.

So kannst du deine Erfolge nicht nur besser beurteilen, sondern sie auch deinen Freunden und deiner Familie zeigen, wenn du möchtest.

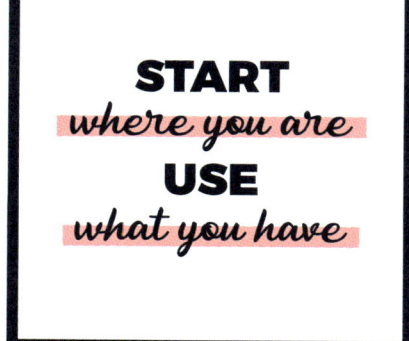

START where you are **USE** what you have

Starte im Hier und Jetzt!

Selbstverständlich ist es vollkommen in Ordnung, wenn die Fotos, gerade auch die in der Unterwäsche, nur für deine Augen bestimmt sind.

Klebe deine aktuellen Fotos auf deine Startpunktseite auf S. 18. Schau dir deinen aktuellen Stand noch mal genau an und sage mit fester, überzeugter Stimme und positiven Gefühlen: »Es ist jetzt Zeit für eine Veränderung!«

Wenn du die Challenge erfolgreich absolviert hast, kannst du neue Fotos machen, sie daneben auf S. 19 einkleben und die optischen Veränderungen vergleichen.

Finde dein Warum

Führe dir die Gründe vor Augen, warum du abnehmen möchtest. Dieses Warum ist so wichtig, weil es dir dabei helfen kann, durchzuhalten und die Motivation nicht zu verlieren. Schaue dir diese Seiten immer wieder an, gerade, wenn du einmal zweifelst oder aufgeben möchtest. Mache dir bewusst, warum du dich auf diese Herausforderung eingelassen hast.

Wenn du aufgeben möchtest, dann denke daran, warum du angefangen hast.

Dein Warum kann so vielfältig sein: Du möchtest …
- mehr Energie im Alltag haben.
- allgemein fitter werden und etwas für deine Gesundheit tun.
- selbstbewusst sein.
- dich selbst schön finden und mit dir zufrieden sein.
- dich besser bewegen und sportliche Aktivitäten ausführen können.
- unbeschwert mit deinen Kindern herumtoben können, ohne gleich außer Atem zu sein.
- endlich in ein bestimmtes Kleid oder Kleidungsstück passen.

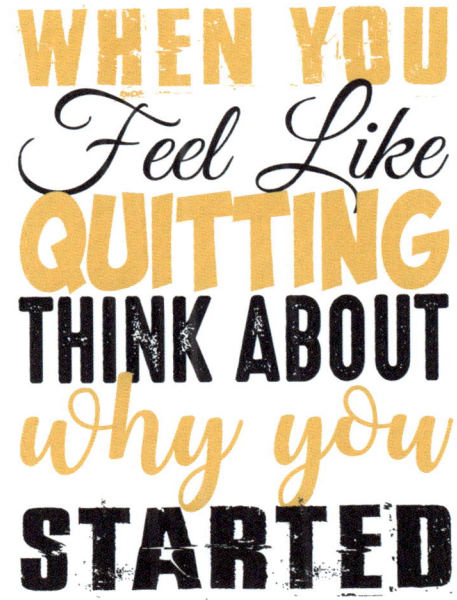

- zu einem besonderen Anlass (z. B. einer Hochzeit) schön sein und dich wohlfühlen.
- dich nicht mehr schämen, wenn du ins Schwimmbad gehst.

Es kann sehr viele Gründe dafür geben, warum du deinen Lebensstil ändern und abnehmen möchtest. Schreibe deine persönlichen Gründe auf und lies sie dir immer wieder durch. Dein Warum ist der Grundstein für deine Motivation und auch für deine Erfolge.

Mein Warum:

_____

_____

Tipp:

Du kannst deine Gründe auch auf kleine Klebezettel schreiben und an den Badspiegel oder an einen anderen günstigen Ort kleben. Oder du schreibst dir kleine Karten, die du in der Hosentasche, in der Handtasche oder im Geldbeutel bei dir trägst. So kannst du dir immer einen kleinen Motivationsschub holen, der dich ermutigt und dir Kraft gibt.*

Deine Wunschbilder-Collage

Erstelle dir eine Collage mit Bildern, die deine Ziele und Wünsche bezüglich Figur, Gewicht, Fitness und Ernährung zeigen. Damit kannst du dir bildlich vor Augen führen, was du erreichen möchtest.

Lies dir dazu gerne noch mal deine Warum-Argumente durch. Suche dir anschließend zu deinen Zielen passende Bilder aus Zeitschriften oder dem Internet und klebe sie auf S. 20 als motivierende Collage ein.

»Nur wer sein Ziel kennt, findet den Weg.«
Laotse

* Vorlagen für Motivationskärtchen findest du im Bonusbereich zum Buch unter https://abnehm-challenge.de.

Möglich wären beispielsweise Bilder
- deines Traumkleides,
- von einem Figurvorbild,
- von deinem Wunschgewicht als Zahl auf einer Waage,
- eines Aktivurlaubs, den du gerne machen möchtest
- u. v. m.

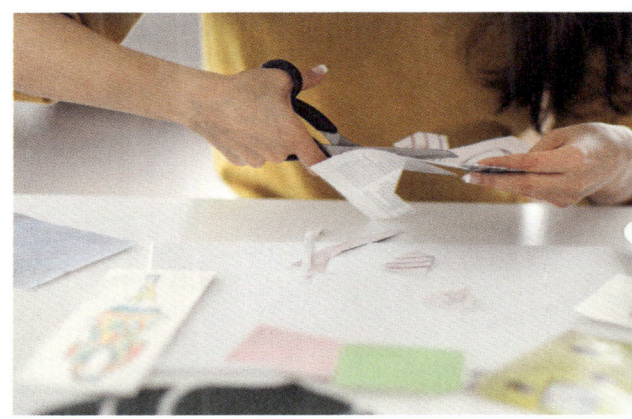

Schaue dir die Wunschbilder-Collage regelmäßig an, am besten täglich, damit du dein Ziel nicht aus den Augen verlierst.

Anfangen

Nun bist du bestens vorbereitet und kannst in deine 31-Tage-Challenge starten. Mit diesem Buch hast du einen verlässlichen Begleiter an der Hand, der dich durch diese Challenge führt. Die täglichen Tipps, Aufgaben und Dokumentationsmöglichkeiten helfen dir beim Umdenken und bringen dich Schritt für Schritt näher an dein Ziel.

Unter **https://abnehm-challenge.de** findest du umfangreiches Bonusmaterial zum Buch, das du dir zur Unterstützung herunterladen kannst.

Erfolg hat drei Buchstaben: TUN

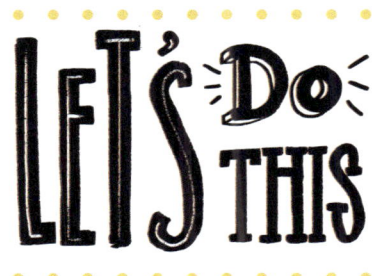

Also, los geht's. Du schaffst das!

Ist-Stand vor der Challenge

So sehe ich heute am _____ aus:

Hier kannst du dein aktuelles Foto zum Start der Challenge einkleben.

Gewicht		Unterarm		Po	
Körperfett		Brust		Oberschenkel	
BMI		Bauch		Knie	
Oberarm		Taille		Unterschenkel	

Es ist jetzt Zeit für eine Veränderung!

Ist-Stand nach der Challenge

So sehe ich heute am _____ aus:

Hier kannst du dein Foto nach Beendigung der Challenge einkleben.

Gewicht		Unterarm		Po	
Körperfett		Brust		Oberschenkel	
BMI		Bauch		Knie	
Oberarm		Taille		Unterschenkel	

Das habe ich geschafft!

Meine Wunschbilder-Collage

Hier kannst du dir eine Collage mit Zielen als Motivation zusammenstellen.

31-Tage-Abnehm-Challenge

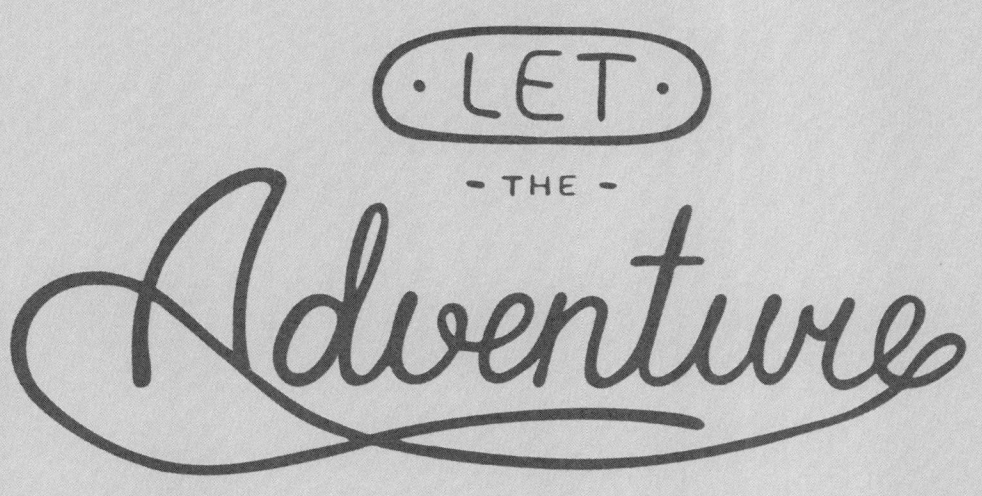

· LET ·

- THE -

Adventure

BEGIN

Dein Challenge-Tag – Erklärung

Trage das Datum ein. Du kannst deine Challenge jederzeit starten. Falls du aus einem wichtigen Grund (Krankheit etc.) einmal pausieren musst, kannst du die Challenge zu einem beliebigen Datum fortsetzen.

Wertvolle Infos und Tipps

Tag 10
Anti-Heißhunger-Tipps

Datum _____

Wenn du das Problem nicht aus der Welt schaffen kannst, beherrsche es.

Kommt Heißhunger auf und macht sich als unbändiger Appetit auf Chips oder Schokolade bemerkbar, muss eine Gegenstrategie her. Heute bekommst du einige SOS-Tipps an die Hand, mit denen sich der Heißhunger bändigen lässt:

- Pfefferminz-Geschmack: Möchtest du, dass der Appetit auf Süßes vergeht, kannst du einen Pfefferminzkaugummi kauen, ein Pfefferminz-Bonbon ohne Zucker lutschen oder eine scharfe Pfefferminz-Mundspülung verwenden.
- Vanille-Duft: Die Lust auf Süßes lässt sich auch mit süßem Duft überlisten. Gib ein paar Tropfen ätherisches Vanille-Öl in eine Duftlampe oder auf ein Tuch und schnuppere daran.
- Ablenken: Schenk dem Appetit keine Beachtung oder lenk dich ab. Du kannst zum Beispiel deine Freundin anrufen oder dich im Garten beschäftigen. Oft verschwinden die Essensgelüste dann von ganz allein.

- Trinken: Wenn du Hunger verspürst, solltest du erst ein Glas Wasser trinken. Manchmal verwechseln wir Durst auch nur mit Appetit.
- Akupressur: Drücke ca. 15–20 Sekunden mit dem Zeigefinger auf den Punkt zwischen Nase und Oberlippe. Dieser Akupressurpunkt wirkt auf das Appetitzentrum und bremst den Heißhunger.
- Bitterstoffe dämpfen den Appetit. Aus den heutigen Gemüsesorten sind sie allerdings weitestgehend herausgezüchtet. Aber es gibt Bitterstoff-Konzentrate, die du vor den Mahlzeiten oder bei Heißhunger zu dir nehmen kannst (erhältlich z.B. in Apotheken).

Noch besser ist es, dem Heißhunger vorzubeugen. Das geht durch regelmäßiges, ausgewogenes Essen und ausreichend Trinken. So bleibt der Blutzuckerspiegel konstant und Heißhunger kommt gar nicht erst auf.

Deine täglichen Challenge-Aufgaben: An jedem Challenge-Tag gibt es mindestens eine kleine Aufgabe, die dir dabei hilft, jeden Tag einen Schritt näher zu deinem Ziel zu kommen, ganzheitlich umzudenken, Kleinigkeiten zu verändern und motiviert zu bleiben.

Deine Aufgaben heute:

○ Probiere heute mindestens einen Tipp aus, sobald sich Heißhunger oder Appetit bei dir einstellt.

○ Verinnerliche dir 1–2 dieser Tipps, damit du sie auch in Zukunft bei Heißhunger sofort anwenden kannst.

Notizen:

_____

_____

_____

Notizen: Platz für Gedanken zum Tag, Ideen, Glücksmomente

Rezepttipps für heute:

Oatmeal-Porridge
S. 93

Hähnchen-Frikadellen mit
Tomaten-Zwiebel-Mix
S. 158

Kichererbsen-Salat
S. 120

Dein gesunder Ernährungsplan mit drei leckeren Rezepten. Die einzelnen Mahlzeiten wurden clever kombiniert, damit du nicht zu viele unterschiedliche Zutaten einkaufen musst und auch mal die zweite Portion am nächsten Tag nutzen kannst, ohne extra kochen zu müssen. Je nach Vorlieben und persönlichem Kalorienziel kannst du Rezepte austauschen, Portionen anpassen oder Snacks hinzufügen. Nutze dazu die Nährwert-Übersicht ab S. 198.

Tag 1

Der erste Schritt in ein neues, schlankes Leben

Datum _____

»Jede Reise beginnt mit dem ersten Schritt!«
Laotse

Du hast dich dafür entschieden, deine überflüssigen Pfunde endlich loszuwerden und diese Abnehm-Challenge mitzumachen! Herzlichen Glückwunsch zu deiner Entscheidung! Dadurch hast du den ersten Schritt in die richtige Richtung gemacht. Es spielt dabei keine Rolle, ob du bisher schon einen Abnehmversuch mehr oder weniger erfolgreich hinter dich gebracht hast. Was zählt ist das Hier und Jetzt.

Du schaffst das, und dein Challenge-Tagebuch begleitet dich dabei!

Damit du motiviert bleibst, gibt es täglich Ratschläge, kleine Aufgaben und leckere, gesunde Rezeptideen.

Hast du dich mit dem Ablauf der Challenge schon vertraut gemacht (siehe S. 13)?

Es ist wichtig, dass du diese Seiten vor bzw. zu Beginn der Challenge durchgehst:

◯ Startpunkt – Hier stehe ich (S. 14)

◯ Finde dein Warum (S. 15)

◯ Deine Wunschbilder-Collage (S. 16)

Schon erledigt? Sehr gut!

Deine Aufgaben heute:

○ Schaue dir deine Wunschbilder-Collage auf S. 20 an und lies dir die Punkte auf deiner Warum-Liste noch mal genau durch. Dein Weg in ein neues, schlankeres Leben beginnt heute!

○ Schreibe auf, wie du dich jetzt, am Beginn deiner Reise, fühlst, zum Beispiel voller Hoffnung, Begeisterung, stark, motiviert usw.:

Notizen:

_____

_____

Rezepttipps für heute:

Joghurt-Frühstücks-Bowl
S. 104

Gebackene Süßkartoffeln mit leichter Sour Cream
S. 127

Eiweißbrot mit Frischkäse-Quark-Aufstrich und Tomate
S. 182 + S. 188

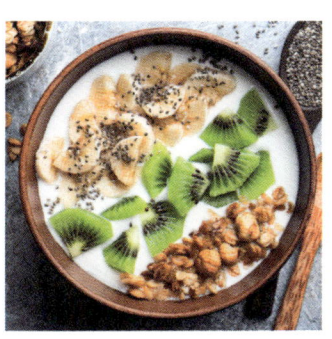
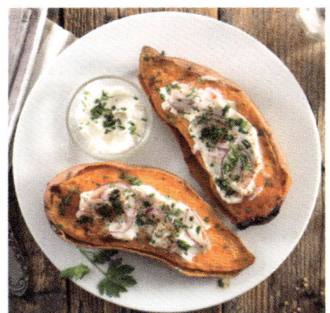
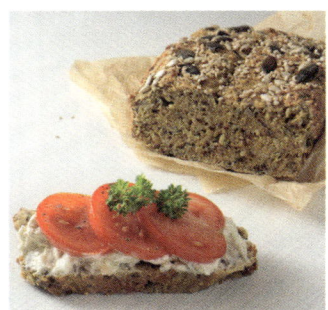

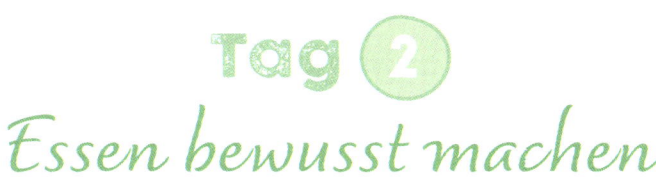

Tag 2
Essen bewusst machen

Datum _____

> »Die Kenntnis der Ursachen bewirkt die
> Erkenntnis der Ergebnisse.«
>
> Marcus Tullius Cicero

Du hast das Gefühl, ohnehin nur wenig zu essen, aber trotzdem nimmst du nicht ab?

Manchmal fällt es uns selbst gar nicht auf, wenn wir zwischendurch etwas essen oder vielleicht doch mehr und kalorienreichere Mahlzeiten zu uns nehmen als gedacht.

Das Aufschreiben deiner Mahlzeiten und Getränke (!) führt dir ganz genau vor Augen, was du täglich konsumierst. Nicht nur dein Essen, sondern auch Softdrinks oder ein Latte macchiato enthalten Kalorien und müssen somit in deiner Tagesbilanz berücksichtigt werden.

Bereits durch das Eintragen kannst du so manche Erkenntnis gewinnen: Habe ich heute wirklich auch noch diesen Schokoriegel gegessen? Ach ja, und da war doch das Stück von Evas Geburtstagskuchen in der Arbeit …

Wenn du ein Ernährungstagebuch führst, dann hat das noch einen hilfreichen Nebeneffekt: Du isst gleich viel bewusster. Schon auf dem Weg zum Vorratsschrank oder im Supermarkt setzen Hemmungen ein, die es bis dahin nicht gegeben hat: »Soll ich das jetzt wirklich essen oder die Süßigkeiten kaufen? Das steht dann wieder in meinem Ernährungstagebuch!« Und schon ist dir dein Verhalten, das bis dahin vielleicht ganz nebenbei abgelaufen ist, viel bewusster. So kannst du unnötige Snacks vermeiden und bessere Ernährungsentscheidungen treffen.

Deine Aufgabe heute:

○ Mache dir ab heute dein Ess- und Trinkverhalten bewusst, indem du alles, was du isst oder trinkst, in einem Ernährungstagebuch aufschreibst oder in eine Ernährungs-App einträgst.

○ Lade dir dazu heute eine Vorlage für ein Ernährungstagebuch herunter, eine Food-Tracker-App auf dein Smartphone oder lege dir einen kleinen Block zurecht. Vorlagen und Tipps findest du im Bonusbereich unter https://abnehm-challenge.de und auf S. 201.

Notizen:

_____

_____

_____

Rezepttipps für heute:

Eiweißbrot mit Frischkäse-Quark-Aufstrich und Tomate
S. 182 + S. 188

Hähnchen mit Süßkartoffelpüree und gemischtem Salat
S. 150

Rote-Bete-Schafskäse-Salat
S. 115

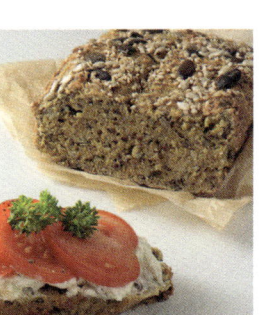
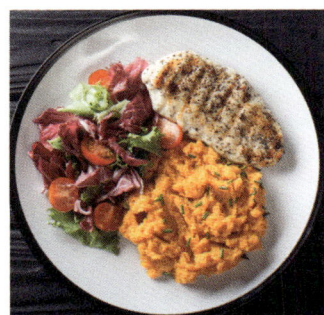
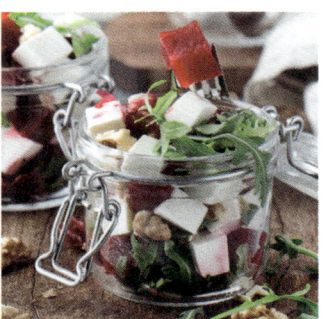

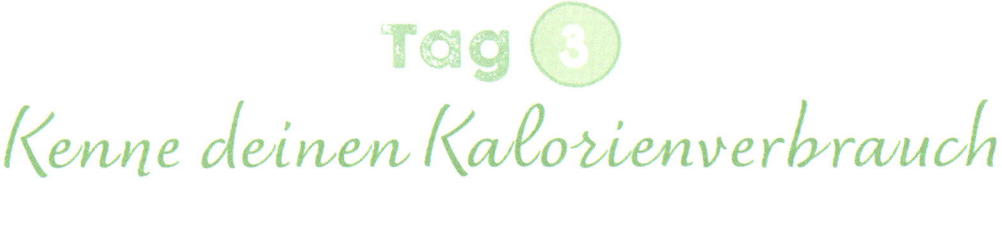

Tag 3
Kenne deinen Kalorienverbrauch

Datum _____

*»Tu erst das Notwendige, dann das Mögliche,
und plötzlich schaffst du das Unmögliche.«*
Franz von Assisi

Etwas vereinfacht ausgedrückt, funktioniert Abnehmen nach einem simplen Prinzip: Es müssen täglich mehr Kalorien verbraucht als über die Nahrung aufgenommen werden.

Das bedeutet im Endeffekt Folgendes: Um abzunehmen, muss entweder

- die aufgenommene Kalorienmenge reduziert und/oder
- die verbrauchte Kalorienmenge erhöht werden.

Zur Ermittlung der Energiebilanz wird der eigene Energieverbrauch des Körpers von der Summe der über die Nahrung aufgenommenen Energie abgezogen. Ist die täglich aufgenommene Kalorienmenge geringer als die Summe der täglich verbrauchten Kalorien, stellt sich ein Abnehmerfolg ein.

Je größer das Kaloriendefizit dabei ist, desto schneller purzeln die Pfunde. Ist die aufgenommene Kalorienmenge jedoch sehr gering, klappt es zwar mit dem Abnehmen besonders schnell, allerdings fällt es auch viel schwerer, die Diät durchzuhalten. Außerdem ist eine Mangelernährung wahrscheinlicher. Dementsprechend ist es sinnvoll, ein Kaloriendefizit von etwa 300–500 Kalorien anzustreben.

Deine Aufgaben heute:

○ Ermittle deinen persönlichen Kalorienverbrauch. (Dazu steht dir z. B. unter https://happyfitfood.de/kalorienbedarfrechner ein Online-Rechnungstool zur Verfügung.)

Mein Kalorienverbrauch ist: _____

○ Bestimme dein Kaloriendefizit für den Zeitraum der 31-Tage-Challenge: _____

○ Das ist mein Kalorienziel pro Tag für den Zeitraum der Challenge:* _____

○ Achte auf die Nährwertangaben bei den Rezeptvorschlägen und passe deine Portionsgrößen dementsprechend an. Ab S. 198 findest du die jeweiligen Nährwerte der Gerichte und kannst nach deinen Vorlieben oder deinem Kalorienbedarf Rezepte austauschen, Portionen anpassen oder Snacks etc. hinzufügen.

* Beispielrechnung:
   1. Kalorienverbrauch ermittelt z. B. 1900 kcal
   2. Kaloriendefizit ermittelt z. B. 400 kcal
   3. Neues Kalorienziel, also Kalorienverbrauch minus Kaloriendefizit: 1500 kcal

Rezepttipps für heute:

Eiweißbrot mit Rührei und
Tomaten
S. 182 + S. 132

Lachs mit Süßkartoffelpüree und
Rucola
S. 164

Rote-Bete-Schafskäse-Salat
S. 115

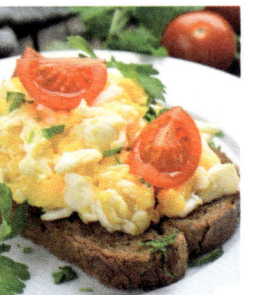
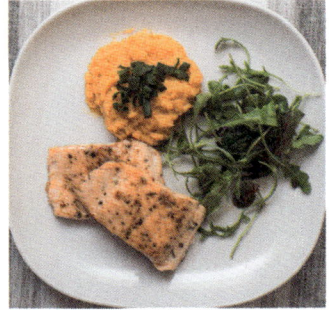
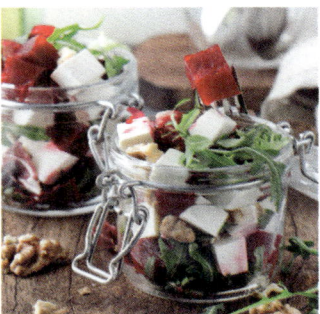

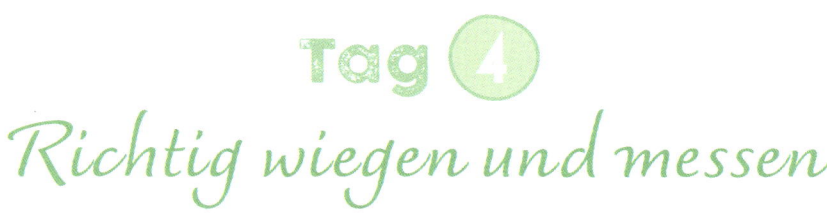

Tag ④
Richtig wiegen und messen

Datum _____

**Fortschritt hat wenig mit Geschwindigkeit zu tun,
aber viel mit Richtung.**

Wiegen

Viele steigen in einer Abnehmphase fast täglich auf die Waage, um eine unmittelbare Bestätigung für ihr neues Ess- und Fitnessverhalten zu bekommen. Allerdings ist das genau der falsche Weg: Tägliches Wiegen kann nämlich ganz schön frustrierend sein. Unser Gewicht verändert sich ständig. Oft hat das jedoch gar nichts damit zu tun, dass wir zu- oder abgenommen haben. Vielmehr hängen Gewichtsschwankungen auch einfach damit zusammen, dass wir mehr getrunken oder am Vortag viele Ballaststoffe gegessen haben. Geht es um die Zu- oder Abnahme von (unerwünschtem) Körperfett, ist das Gewicht daher nur eine bedingt verlässliche Größe.

Um wirklich vergleichbare Ergebnisse zu erhalten, ist es sinnvoller, nur einmal oder höchstens zweimal wöchentlich auf die Waage zu steigen. Im Idealfall sollte das Wiegen dabei immer am gleichen Wochentag und direkt morgens vor dem Frühstück auf dem Plan stehen.

Maß nehmen

Fokussiere dich beim Abnehmen nicht ausschließlich auf die Anzeige deiner Waage. Das ist nur eine Zahl. Wenn du beispielsweise zusätzlich Krafttraining machst, wachsen deine Muskeln. Dies sorgt für ein strafferes Erscheinungsbild sowie eine verbesserte Körperhaltung. Gerade dann, wenn du Sport treibst und Fettmasse ab- und Muskelmasse aufbaust, sind deine Umfänge viel aussagekräftiger als das auf der Waage angezeigte Gewicht. Vermiss deine Körperumfänge einmal pro Woche (siehe S. 87), am besten gleich an einem Wiegetag.

Deine Aufgaben heute:

○ Lege deine Wiege- und Messtage fest und trage das jeweilige Datum auf S. 87 in die Spalten ein.

○ Mache dir außerdem eine Notiz in dein Challenge-Tagebuch oder in deinen Kalender bzw. deine Kalender-App. Danach räumst du die Waage und das Maßband erst mal bis zum nächsten Termin weg.

Notizen:

_____

_____

_____

_____

Rezepttipps für heute:

Frühstücksglas mit Joghurt und
Beerenquark
S. 90

Hähnchen-Rucola-Pfanne
S. 154

Bunter Quinoa-Salat im Glas
S. 112 + Eiweißbrot S. 182

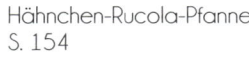

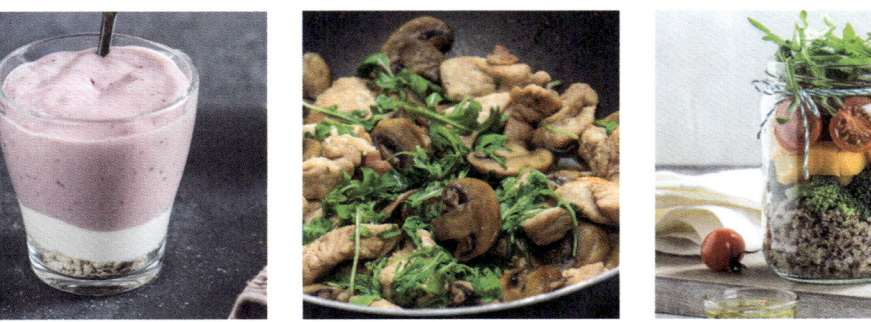

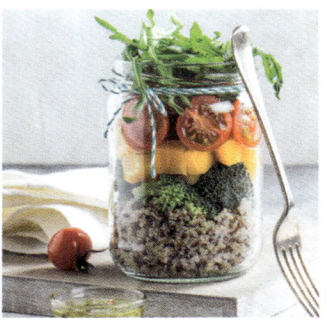

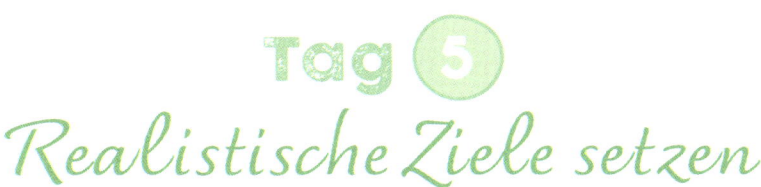

Realistische Ziele setzen

Datum _____

> »Ist man in kleinen Dingen nicht geduldig,
> bringt man die großen Vorhaben zum Scheitern.«
>
> Konfuzius

»Ich möchte 5 Kilogramm in einer Woche abnehmen.« Oftmals sind es zu ehrgeizige Ziele, die ein Vorhaben zum Scheitern bringen. Wir wollen zu viel und möglichst sofort. Darum probieren wir Crash-Diäten aus, die schnelle Erfolge versprechen. Durch den ständigen Verzicht auf bestimmte Lebensmittel oder ein zu hohes Kaloriendefizit entstehen aber Frust und Heißhunger. Wir halten nicht durch, essen dann wieder zu viel, und die Pfunde kehren schnell und vielleicht sogar noch zchlreicher zurück. Der Jo-Jo-Effekt stellt sich ein!

Definiere daher lieber realistische Abnehm-Ziele und nähere dich deinem Wunschgewicht auf gesunde Weise und in kleinen Schritten.

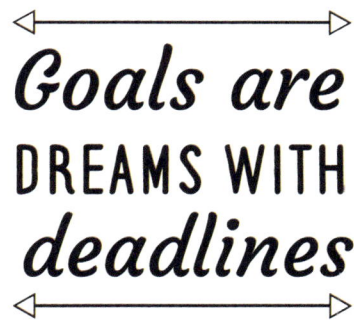

Ziele sind Träume mit einer Deadline.

Deine Aufgabe heute:

○ Setze dir kurz-, mittel- und langfristige Ziele für deinen Weg zur Wunschfigur, zum Beispiel nach der 1. Woche, an Tag 15 der Challenge, nach Abschluss der Challenge, nach zwei Monaten usw. Das kommt auch ganz darauf an, wie viele Kilos du abnehmen möchtest. Du kannst auch Ziele ohne Gewichtsangaben bestimmen, etwa in einer Woche dreimal das Workout durchziehen, wieder in deine Lieblingsjeans passen, eine bestimmte Kleidergröße erreichen usw. Trage das konkrete Datum und dein Ziel unten ein. Führe dir deine Ziele immer wieder vor Augen.*

Meine Ziele

Das will ich bis _____ erreichen: _____

Das will ich bis _____ erreichen: _____

Das will ich bis _____ erreichen: _____

Das will ich bis _____ erreichen: _____

Rezepttipps für heute:

Heidelbeer-Frühstücksquark
S. 90

Omelette mit grünem Gemüse
S. 136

Bunter Quinoa-Salat im Glas
S. 112

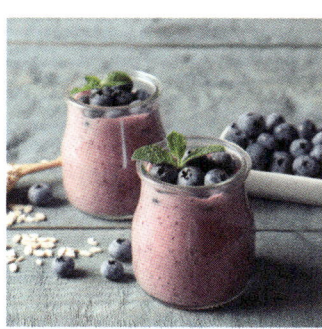
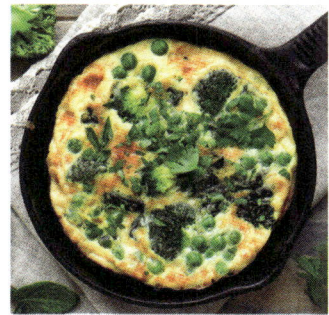
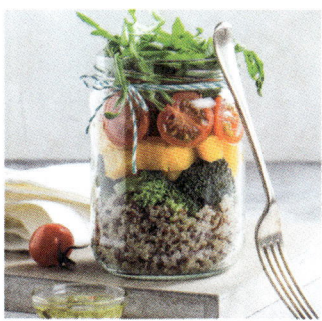

* Im Bonusbereich zum Buch stehen dir Vorlagen zum Ausdrucken in mehreren Formaten zur Verfügung: https://abnehm-challenge.de

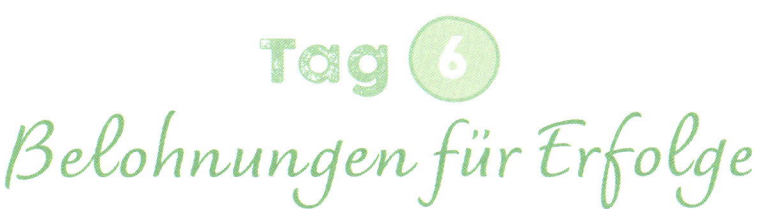

Belohnungen für Erfolge

Datum _____

Du hast es verdient, glücklich zu sein.

Belohnungen sind wichtig, schließlich erhalten sie deine Motivation und machen auch beim Abnehmen Lust aufs Weitermachen. Belohne dich daher, wenn du deine Ziele und Zwischenziele erreicht hast.

Aber Vorsicht:
Die Belohnung mit etwas Essbarem oder einer »süßen Sünde« sollte dabei tabu sein. Schließlich bekräftigen essbare Belohnungen die Idee von »guten« und »bösen« Lebensmitteln. Isst du zur Belohnung ein Stück Schokolade, manifestiert sich dadurch unterbewusst, dass Schokolade eigentlich verboten und nur als besondere Ausnahme erlaubt ist. Das allerdings kann nicht das Ziel einer dauerhaften, gesunden Ernährungsumstellung sein. Schließlich sollte es bei dieser doch darum gehen, eine ausgeglichene Ernährungs-Balance zu finden, bei der alle Lebensmittel (in angepassten Mengen) ihren Platz haben dürfen.

Belohne dich deshalb lieber mit etwas anderem, an dem du Freude hast. Auch erreichte Zwischenziele oder kleine Ziele solltest du belohnen. Wie wäre es beispielsweise mit einem duftenden Badezusatz für ein Entspannungsbad für das erste abgenommene Kilo, einem neuen spannenden Buch, sobald du die ersten drei Kilos verloren hast, oder einem neuer Kleid, wenn du deine Wunschfigur erreicht hast?

Weitere Ideen für Belohnungen beim Erreichen großer und kleiner Ziele und je nach Budget: Gesichtsmaske, Haarkurpackung, Kosmetikbehandlung, Massage, Friseurbesuch, neues Oberteil oder anderes Kleidungsstück, Fitnessgerät, Kinobesuch, DVD usw.

Deine Aufgabe heute:

○ Erstelle deine persönliche Belohnungsübersicht.

Meine Belohnung:	für:

Rezepttipps für heute:

Heidelbeer-Frühstücksquark
S. 91

Chicken Stir fry
S. 157

Brokkolisuppe mit bunter Quinoa
S. 111

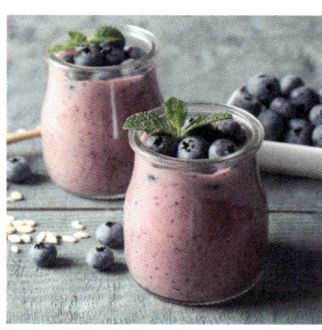

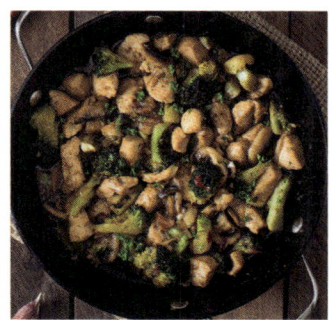

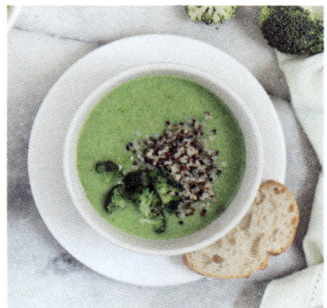

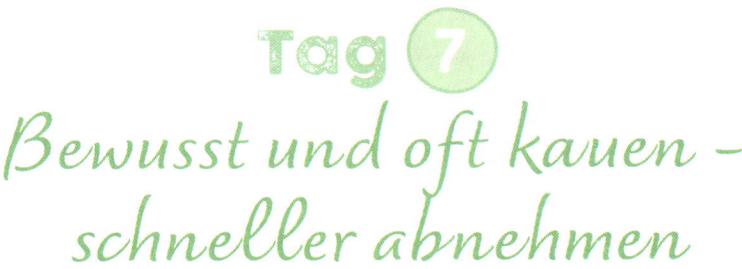

Tag 7
Bewusst und oft kauen – schneller abnehmen

Datum _____

*»Wer glaubt, keine Zeit für seine Gesundheit zu haben,
wird früher oder später Zeit zum Kranksein haben müssen.«*
Chinesisches Sprichwort

Mit bewusstem Kauen kann jeder seine Abnahme und Gesundheit optimal unterstützen. Wird nämlich jeder Bissen gut gekaut, essen wir nicht nur langsamer, sondern auch weniger. Das hängt insbesondere damit zusammen, dass sich ein Sättigungsgefühl beim Essen üblicherweise erst nach 15 Minuten einstellt. In diesem Zeitraum kann man als Schnell-Esser bereits größere Menge »hinuntergeschlungen« haben, bevor sich überhaupt ein Sättigungsgefühl entwickeln kann.

Bewusstes, intensives Kauen hat noch mehr Vorteile:

- Die Nahrung wird bereits im Mund vorverdaut. Der Körper kann Nährstoffe besser aufnehmen und benötigt nicht mehr so viel Energie für die Verdauungsarbeit. Dadurch entfallen auch das Trägheitsgefühl und die Müdigkeit nach einer Mahlzeit. Außerdem werden Verdauungsprobleme wie Blähungen oder Sodbrennen vermieden.
- Speichel wird verstärkt gebildet. Das wirkt karieshemmend und desinfizierend für Zähne und Zahnfleisch.
- Der Geschmack von Speisen wird intensiver wahrgenommen.

Deine Aufgaben heute:

○ Iss ab heute langsamer und versuche, deine Nahrung so lange wie möglich zu kauen, am besten jeden Bissen 30–50-mal. Bei sehr wasserhaltigen Lebensmitteln wie zum Beispiel einer Wassermelone benötigst du nicht so viele Kaubewegungen wie bei einem Stück Vollkornbrot. Entdecke die Unterschiede.

○ Iss bewusst und ohne Ablenkungen wie TV oder Smartphone. Konzentriere dich auf das intensive Kauen und Schmecken und achte in den nächsten Tagen ganz bewusst darauf, dir genügend Zeit für deine Mahlzeiten zu nehmen.

Wichtig: Auch Smoothies sollten »gekaut« und nicht einfach schnell getrunken werden. Entweder löffelst du deinen Smoothie oder du nimmst einen Schluck davon, behältst ihn etwas länger im Mund und kaust ihn. So wird auch hier der Speichelfluss angeregt und der Smoothie im Mund vorverdaut.

Notizen:

_____

_____

_____

Rezepttipps für heute:

Quinoa-Porridge
S. 95

Grüner Nudelteller
S. 143

Brokkolisuppe mit bunter Quinoa
S. 111

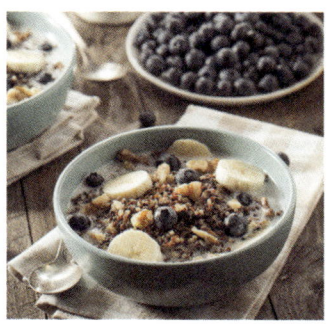

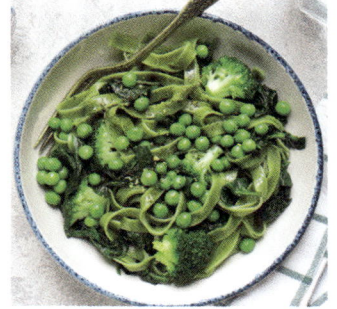

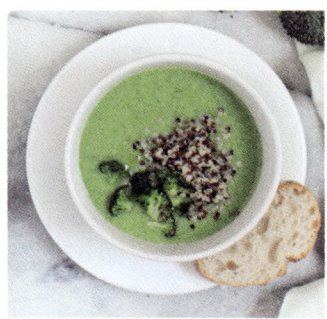

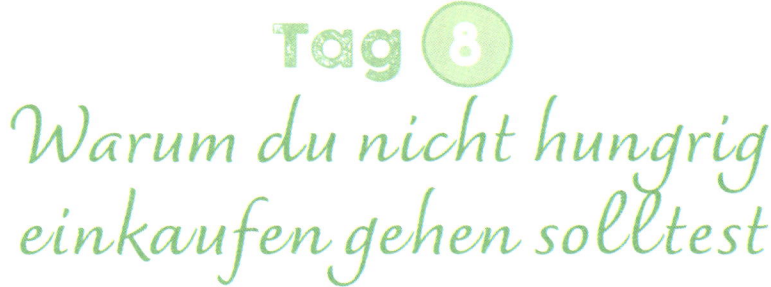

Tag 8
Warum du nicht hungrig einkaufen gehen solltest

Datum _____

**Nichts schmeckt so gut,
wie sich schlank sein anfühlt.**

Noch schnell nach der Arbeit mit leerem Magen im Supermarkt vorbeifahren? Das ist keine gute Idee. Eine US-amerikanische Studie zeigt nämlich, dass hungrige Menschen häufiger zu kalorienreichen oder ungesunden Lebensmitteln greifen. Im Rahmen der Untersuchung stellte sich heraus, dass fast alle hungrigen Studienteilnehmer eher Süßigkeiten, Schokolade oder Chips mitnahmen als Obst und Gemüse. Satte Einkäufer hingegen trafen öfter die gesündere Wahl.

Möchtest du abnehmen, können diese hungrig erledigten und unbedachten Einkäufe durchaus zum Problem werden.

Zwar bedeutet der Griff zu Chips und Co. nicht, dass du alle Snacks gleich nach dem Einkauf komplett aufisst. Aber sie stellen auch dann, wenn sie zu Hause im Küchenschrank liegen, eine ungesunde Verlockung dar, die es dir schwerer macht, deine Diätpläne durchzuhalten.

Übrigens: Satt einkaufen hilft außerdem dabei, Geld zu sparen. Amerikanische Forscher konnten nämlich belegen, dass hungrige Menschen generell unbedachter einkaufen. So griffen Kunden mit leerem Magen auch bei Non-Food-Artikeln bereitwilliger (und unüberlegter) zu.

Deine Aufgaben heute:

○ Schreibe dir die Einkaufsliste für die Mahlzeiten in dieser Woche. Sorge ab sofort dafür, dass du vor jedem Einkauf bereits gegessen hast und satt bist, und kaufe auch nur, was auf deiner Liste steht.

○ Plane auch in Zukunft mindestens 1x pro Woche deinen Einkauf für die Mahlzeiten der Woche und schreibe einen Einkaufszettel.

Notizen:

_____

_____

_____

Rezepttipps für heute:

Quinoa-Porridge
S. 95

Falafel mit Joghurt-Minz-Dip
S. 146

Waldorf-Salat
S. 116

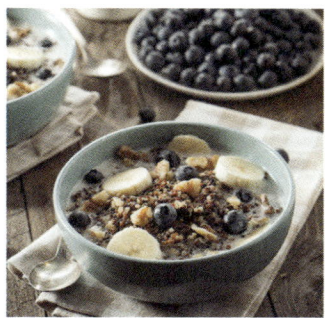

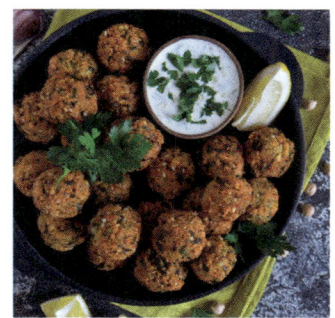

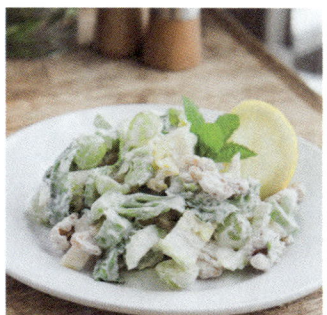

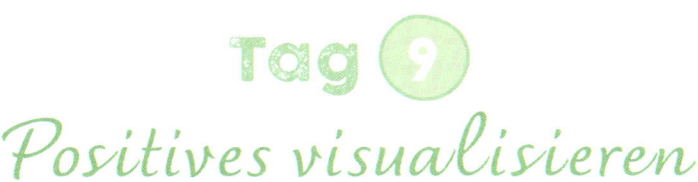

Tag 9
Positives visualisieren

Datum _____

**Dein Körper kann alles schaffen,
es ist dein Geist, den du überzeugen musst.**

Deine Vorstellungskraft und damit das bildhafte Vorstellen bestimmter Szenarien beeinflusst dein Unterbewusstsein ganz erheblich. Das zeigt sich deutlich an einem einfachen Beispiel: Gehen wir ängstlich, unsicher oder unmotiviert an eine Aufgabe heran und malen uns aus, was alles schiefgehen kann, geht es meistens auch schief. Das nennt man dann eine (negative) selbsterfüllende Prophezeiung *(self-fulfilling prophecy)*.

Allerdings klappt das Ganze auch auf positive Weise: Stellen wir uns vor, wie wir ein Ziel erreichen, einen schönen Urlaub verbringen oder unser Zielgewicht erlangen, erfüllt uns das mit angenehmen Gefühlen. Gleichzeitig ändert sich unsere innere Einstellung. Diese wiederum kann dann tatsächlich unsere reale Leistung positiv beeinflussen.

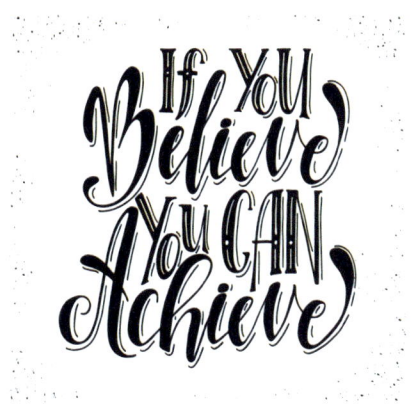

**Wenn du daran glaubst,
kannst du es auch erreichen.**

Deine Aufgaben heute:

○ Lies dir dein Warum auf S. 15 durch und betrachte deine Wunschbilder-Collage auf S. 20.

○ Nimm dir dann etwas Zeit zum Entspannen und positiv Visualisieren. Lege eine CD mit ruhiger Musik oder Meditationsmusik ein. Setze oder lege dich bequem hin. Atme tief ein und aus, bis du zur Ruhe kommst. Stelle dir dann bildlich und mit viel Gefühl vor, dass du deine Wunschfigur bereits erreicht hast. Welches Kleid würdest du anziehen? Mit welchem Bikini würdest du zum Schwimmen gehen? Spüre die bewundernden Blicke und deine Freude über das Erreichen deiner Wunschfigur und genieße deinen Erfolg mit viel Emotion.

○ Baue das positive Visualisieren in Kurzversion ab heute immer in deinen Tagesablauf ein. Am besten morgens gleich nach dem Aufwachen und abends kurz vor dem Einschlafen ein paar Minuten – in dieser Zeit ist dein Unterbewusstsein besonders empfänglich dafür.

Notizen:

_____

_____

_____

Rezepttipps für heute:

Frühstückspizza
S. 96

Falafel mit Joghurt-Minz-Dip
S. 146

Tomaten-Paprika-Salat
S. 123

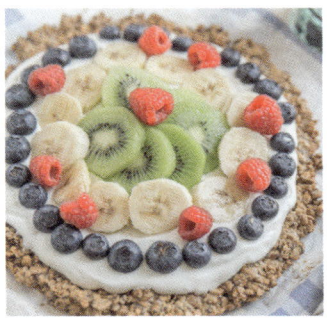

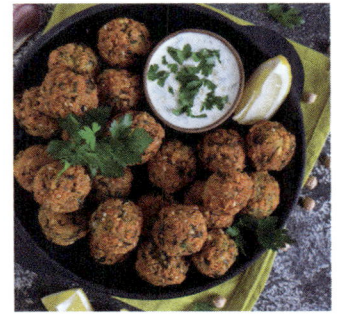

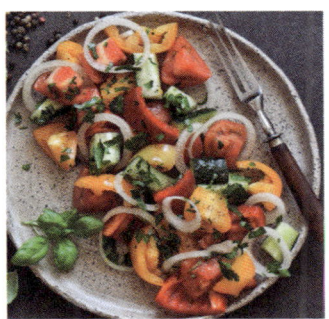

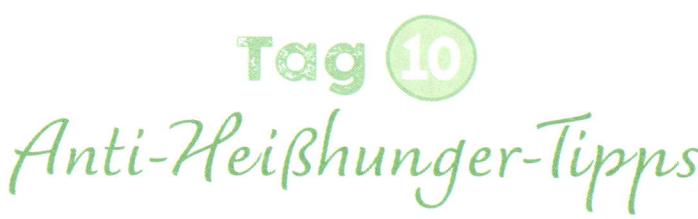

Tag ⑩
Anti-Heißhunger-Tipps

Datum _____

Wenn du das Problem nicht aus der Welt schaffen kannst, beherrsche es.

Kommt Heißhunger auf und macht sich als unbändiger Appetit auf Chips oder Schokolade bemerkbar, muss eine Gegenstrategie her. Heute bekommst du einige SOS-Tipps an die Hand, mit denen sich der Heißhunger bändigen lässt:

- Pfefferminz-Geschmack: Möchtest du, dass der Appetit auf Süßes vergeht, kannst du einen Pfefferminz-Kaugummi kauen, ein Pfefferminz-Bonbon ohne Zucker lutschen oder eine scharfe Pfefferminz-Mundspülung verwenden.
- Vanille-Duft: Die Lust auf Süßes lässt sich auch mit süßem Duft überlisten. Gib ein paar Tropfen ätherisches Vanille-Öl in eine Duftlampe oder auf ein Tuch und schnuppere daran.
- Ablenken: Schenke dem Appetit keine Beachtung oder lenke dich ab. Du kannst zum Beispiel deine Freundin anrufen oder dich im Garten beschäftigen. Oft verschwinden die Essensgelüste dann von ganz allein.

- Trinken: Wenn du Hunger verspürst, solltest du erst ein Glas Wasser trinken. Manchmal verwechseln wir Durst auch nur mit Appetit.
- Akupressur: Drücke ca. 15–20 Sekunden mit dem Zeigefinger auf den Punkt zwischen Nase und Oberlippe. Dieser Akupressurpunkt wirkt auf das Appetitzentrum und bremst den Heißhunger.
- Bitterstoffe dämpfen den Appetit. Aus den heutigen Gemüsesorten sind sie allerdings weitestgehend herausgezüchtet. Aber es gibt Bitterstoff-Konzentrate, die du vor den Mahlzeiten oder bei Heißhunger zu dir nehmen kannst (erhältlich z. B. in Apotheken).

Noch besser ist es, dem Heißhunger vorzubeugen. Das geht durch regelmäßiges, ausgewogenes Essen und ausreichend Trinken. So bleibt der Blutzuckerspiegel konstant, und Heißhunger kommt gar nicht erst auf.

Deine Aufgaben heute:

◯ Probiere heute mindestens einen Tipp aus, sobald sich Heißhunger oder Appetit bei dir einstellt.

◯ Verinnerliche dir 1–2 dieser Tipps, damit du sie auch in Zukunft bei Heißhunger sofort anwenden kannst.

Notizen:

_____

_____

_____

Rezepttipps für heute:

Oatmeal-Porridge
S. 93

Hähnchen-Frikadellen mit
Tomaten-Zwiebel-Mix
S. 158

Kichererbsen-Salat
S. 120

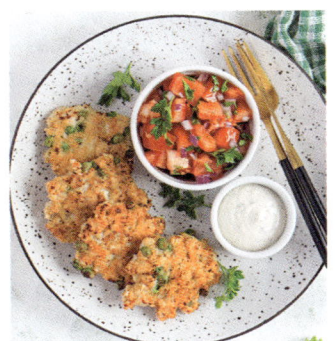
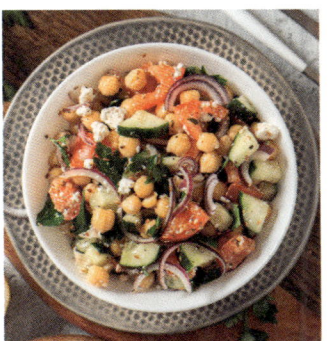

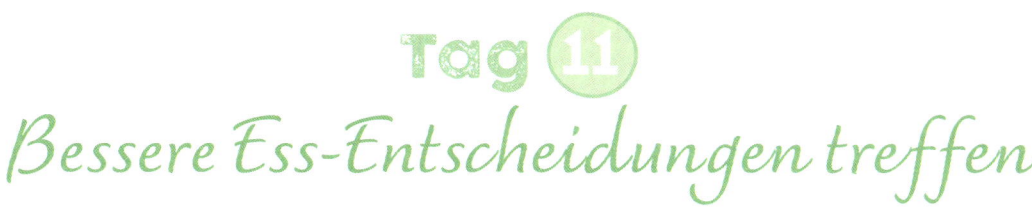

Tag 11
Bessere Ess-Entscheidungen treffen

Datum _____

**Dein Leben ist die Summe
deiner Entscheidungen.**

Wer kennt das Gefühl nicht: Man hat sich wochenlang bemüht, wenig zu essen, aber trotzdem kein Gramm abgenommen. Das ist ziemlich deprimierend – oft gibt es dafür allerdings eine ganz einfache Erklärung: Vielleicht waren es zwar kleine Portionen, aber doch zu viele Kalorien.

Auch kleine Portionen eigentlich gesunder Lebensmittel können nämlich ziemlich viele Kalorien aufweisen, das ist etwa bei Nüssen, Nussbutter oder Avocados der Fall. Ähnliches gilt für weniger gesunde Lebensmittel wie etwa Nuss-Nougat-Creme oder Chips. Davon hat schon ein Esslöffel oder eine kleine Portion extrem viele Kalorien.

Das kann also bedeuten: Selbst wenn du wenig gegessen hast und sogar noch hungrig bist, kann es sein, dass du bereits (zu) viele Kalorien zu dir genommen hast.

Hier ein paar Ideen für bessere Ess-Entscheidungen:

- Zucchini-Piccolinis (S. 128) anstatt Pizza,
- Himbeer-Nicecream (S. 193) anstatt Eis mit viel Zucker,
- Eiweißbrot (S. 182) anstatt Weißbrot oder Toast,
- Fruit Infused Water (S. 48) anstatt Limo,
- frisches Obst oder Beeren anstatt Süßigkeiten.

Deine Aufgabe heute:

○ Denke über bessere Ess-Entscheidungen nach: Welche Rezepte, Gerichte oder Lebensmittel könntest du gegen gesündere oder kalorienärmere Varianten austauschen? Lasse
dich ruhig von den Rezeptideen aus diesem Buch (ab S. 89) inspirieren.

Lebensmittel/Gericht:	besser:

Rezepttipps für heute:

Grünkohl-Smoothie
S. 108

Kartoffel-Grünkohl-Topf
S. 172

Ofengemüse, S. 131, z.B. mit
Joghurt-Minz-Dip S. 148

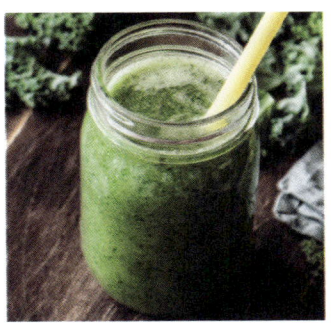
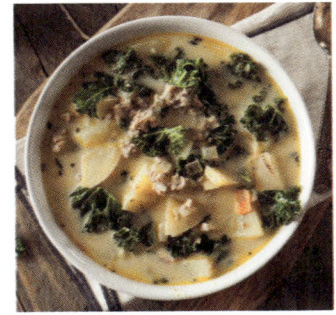
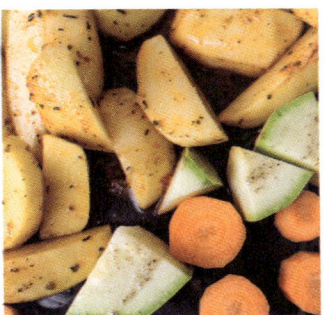

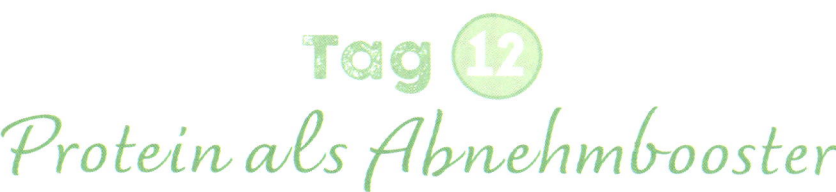

Tag 12
Protein als Abnehmbooster

Datum _____

**Get fit in the gym, loose weight in the kitchen. –
Werde fit mit Sport, verliere Gewicht in der Küche.**

Nicht nur für den Muskelaufbau, sondern auch beim Abnehmen sind Proteine besonders wichtig. Verantwortlich hierfür sind zwei entscheidende Mechanismen: Nehmen wir mehr Energie zu uns, als wir verbrauchen, wandelt unser Körper im Ruhezustand in erster Linie Kohlenhydrate in Fett um und lagert dieses – für schlechte Zeiten – ein. Obwohl der Körper prinzipiell auch überschüssiges Eiweiß zu Fett synthetisieren könnte, fällt ihm dieser Vorgang bei Kohlenhydraten deutlich leichter. Darüber hinaus haben kohlenhydratreiche Speisen oft auch mehr Kalorien, sodass schneller mehr Kalorien aufgenommen werden, als wir verbrauchen können.

Werden kohlenhydratreiche Speisen aber durch eiweißreiche Kost ersetzt, hat das einen doppelt positiven Abnehmeffekt: Zum einen werden weniger Kalorien aufgenommen. Daher ist es schwieriger, zu viel Nahrungsenergie aufzunehmen, die in Fett umgewandelt werden könnte. Gleichzeitig machen proteinreiche Speisen besonders satt, sodass schon eine kleinere Kalorienmenge ausreicht. Eine proteinreiche Ernährung in Verbindung mit Bewegung und Sport ist der ideale Weg, um Körperfett zu reduzieren und Muskulatur aufzubauen.

Proteinreiche Snacks:

- hart gekochte Eier
- Gemüsesticks mit Hummus
- Kürbiskerne
- Magerquark mit Obststücken
- Gurkenscheiben mit Hüttenkäse
- Putenröllchen: Gemüsesticks in Putenwurst eingerollt
- Quark-Shake mit Beeren
- Brokkoli
- geröstete Kichererbsen
- Thunfisch-Salat

Deine Aufgaben heute:

○ Iss heute einen Extra-Protein-Snack.

○ Schreibe dir auf, welche Protein-Snacks du nun täglich oder am Workout-Tag in deine Ernährung integrieren möchtest:

_____

_____

_____

Rezepttipps für heute:

Frühstücksmix im Glas
S. 92

Zucchini-Tomaten-Auflauf
S. 140

Kartoffel-Grünkohl-Topf
S. 172

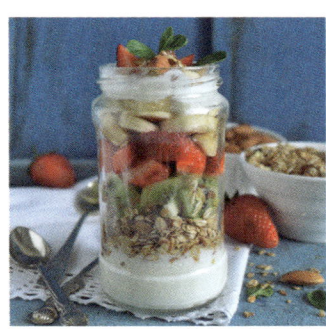
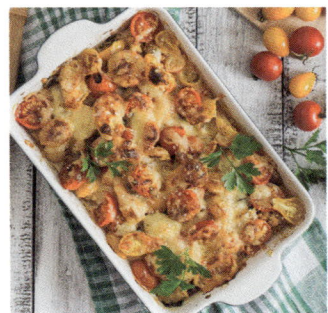
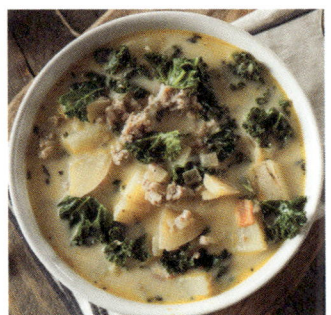

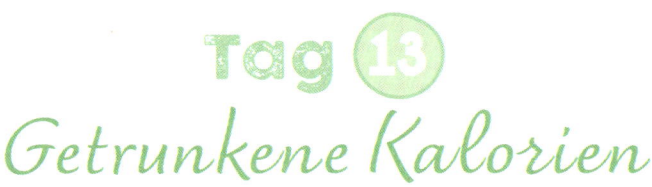

Tag 13
Getrunkene Kalorien

Datum _____

»Es ist besser, unvollkommen anzupacken, als perfekt zu zögern.«
Thomas Edison

Zum Frühstück ein großes Glas Saft, einen Latte Macchiato in der Mittagspause und abends Cola, Bier oder sogar einen Cocktail – da kommt eine ganze Menge Kalorien zusammen! Nicht selten scheitern Abnehmvorhaben an den leeren Kalorien, die wir in Form von Getränken zu uns nehmen.

Auch »getrunkene Kalorien« haben genauso wie Kalorien aus dem Essen einen Einfluss auf unsere tägliche Kalorienbilanz. Häufig werden sie aber beim Berechnen vergessen. Sie machen uns nicht satt, werden nicht als »Nahrung« wahrgenommen und fallen darum einfach unter den Tisch.

Bedenkt man jedoch, dass durch Saft, Milch-kaffee und Limonade täglich schnell 500 kcal oder mehr zusammenkommen, wird klar, dass sie in der Energiebilanz ganz schön zu

Buche schlagen. Sinnvoll ist es deshalb, auf diese kalorienreichen Getränke bewusst zu verzichten oder sie nur in Maßen zu genießen. Ideale Alternativen sind beispielsweise unge-süßter Tee oder mit Früchten oder Kräutern verfeinertes Wasser (Fruit Infused Water).

3 Ideen für Fruit Infused Water:
Nachfolgende Kombinationen in einen 2-Liter-Glaskrug (evtl. mit Fruchteinsatz) geben, dann mit Leitungswasser auffüllen und am besten über Nacht in den Kühlschrank stellen.

- 1 Apfel (ohne Kerngehäuse, in Stücke geschnitten), 1 S-ange Zimt
- ½ Gurke und 1 Zitrone (in Scheiben geschnitten)
- 100 g Erdbeeren (halbiert), 1 Stängel Minze

Deine Aufgaben heute:

○ Probiere ein Fruit-Infused-Water-Rezept aus.

○ Hast du in den letzten Tagen kalorienreiche Getränke konsumiert? Was könntest du stattdessen trinken? Hast du sie in dein Ernährungstagebuch geschrieben?

Getränke:	besser::

Rezepttipps für heute:

Haferflockenmuffins mit Apfel und Karotte
S. 185

Zucchini-Tomaten-Auflauf
S. 140

Garnelen-Curry mit Reis
S. 167

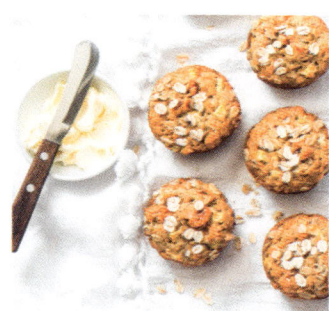

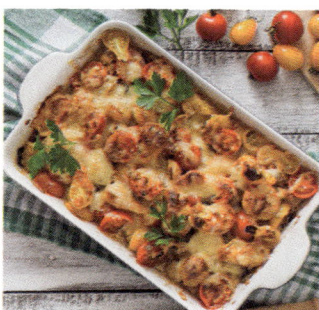

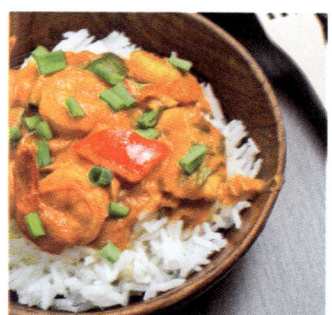

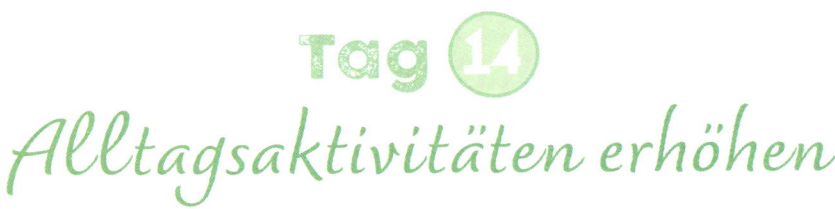

Tag 14
Alltagsaktivitäten erhöhen

Datum _____

Sei nicht nur stolz auf dich, wenn du dein Ziel erreicht hast.
Sei stolz auf jeden Schritt, der dich deinem Ziel näher gebracht hat.

Sport ist zweifelsohne eine gute Unterstützung für dein Abnehmvorhaben. Doch nicht jeder hat Lust oder genug Zeit für intensive Sporteinheiten.

Allerdings gibt es eine weitere, oft übersehene »Stellschraube«, die unseren Kalorienverbrauch und damit unsere Abnehmerfolge beeinflusst: unsere Alltagsaktivität. Schließlich verbrennen wir auch dann, wenn wir zu Hause aufräumen, zu Fuß zum Einkaufen gehen oder mit dem Hund spazieren gehen, Energie. Gelingt es, die Alltagsaktivität zu erhöhen, steigt auch der Kalorienverbrauch ganz automatisch. Lege dir daher einen Schrittzähler oder Fitnesstracker zu und beobachte, wie viele Schritte du täglich gehst. Versuche, den Wert langsam zu steigern, bis du bei 10 000 Schritten pro Tag angekommen bist.

Das erhöht dauerhaft deine Stoffwechselrate und kurbelt die Fettverbrennung an.*

Eine kleine Übersicht des Kalorienverbrauchs bei Tätigkeiten im Alltag:

(Die Werte bezeichnen den durchschnittlichen Kalorienverbrauch einer ungefähr 80 kg schweren Person bei 30 Minuten Tätigkeit.)

- Bügeln – 80 kcal
- Gartenarbeit – 200 kcal
- Heimwerken – 120 kcal
- Klavier spielen – 100 kcal
- Kochen – 90 kcal
- Putzen – 160 kcal
- Spazieren gehen – 140 kcal
- Tragen – 250 kcal
- Treppen steigen – 280 kcal

* Eine Schrittzähler-Tagebuchvorlage und Empfehlungen für Fitnesstracker findest du im Bonusbereich auf https://abnehm-challenge.de.

Deine Aufgaben heute:

○ Versuche ab heute, täglich 10 000 Schritte zu gehen. Falls du einen Schrittzähler oder Fitness-Tracker hast, kannst du das ganz leicht messen. Möchtest du dir keine Fitness-Uhr anschaffen, achte einfach darauf, so viele Schritte wie möglich zu machen, also zum Beispiel Treppen zu steigen, statt den Aufzug zu nehmen, in der Mittagspause mit Kollegen spazieren zu gehen, etwas entfernt von deinem Ziel zu parken, auf dem Nachhauseweg eine U-Bahn-Station früher auszusteigen und den Rest zu Fuß zu gehen …

○ Überlege, was du tun könntest, um mehr Bewegung und Aktivität in deinen Alltag zu bringen?

Notizen:

_____

_____

_____

Rezepttipps für heute:

Haferflockenmuffins mit Apfel
und Karotte
S. 185

Garnelen-Curry mit Reis
S. 167

Tortillafladen mit italienischer
Füllung
S. 173

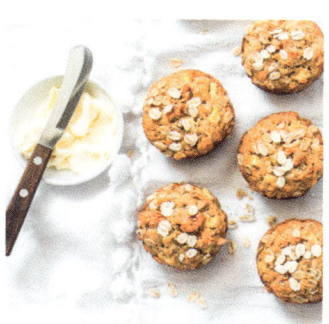
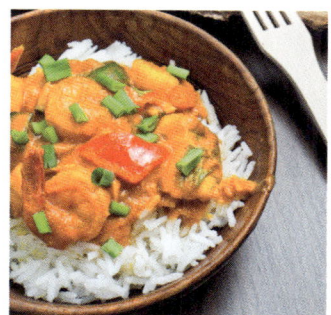
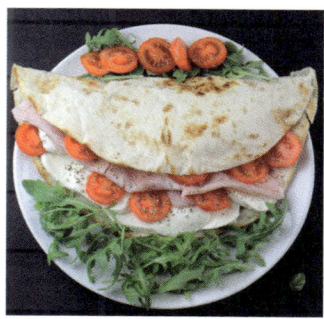

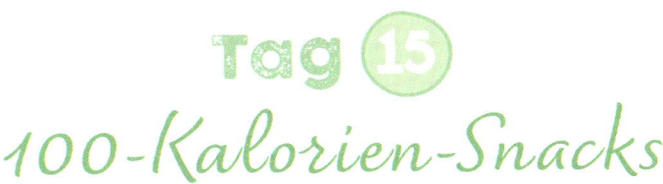

100-Kalorien-Snacks

Datum _____

> »Es ist nie zu spät, der zu sein,
> der du hättest sein können.«
> George Eliot

Zwischendurch einen leckeren Snack genießen, das geht natürlich nicht, wenn man abnehmen möchte. Oder vielleicht doch?

Die einfache Antwort: Natürlich sind kleine Snacks auch während einer Diät erlaubt. Schließlich schafft es nicht jeder, zwischen einem gesunden Frühstück, Mittag- und Abendessen komplett auf Zwischenmahlzeiten zu verzichten. Zum Glück muss das auch gar nicht sein. Schließlich gibt es viele gesunde Snack-Alternativen, die sich bestens mit dem Abnehmvorhaben vereinbaren lassen:

Hier findest du ein paar Snacks mit bis zu 100 kcal:

- 150 Gramm magerer Naturjoghurt haben nur etwa 75 kcal. Mit ein paar Beeren verfeinert, sind es nicht mehr als 100 kcal.
- In 125 Gramm Weintrauben stecken lediglich 84 kcal.
- Zwei Scheiben Knäckebrot mit Hüttenkäse bringen es auf rund 100 kcal.
- Eine Portion Krautsalat (100 Gramm) hat nur knapp 60 kcal.
- 125 Gramm Apfelmus ergeben rund 98 kcal.
- 25 Gramm getrocknete Apfelringe haben 65 kcal.
- Zwei Natur-Reiswaffeln bringen es auf etwa 70 kcal.
- Eine Portion (125 Gramm) Grießpudding kannst du dir für 90 kcal gönnen.
- 200 Gramm (!) frische Karotten haben nur ca. 52 kcal.
- 30 Gramm deftiger Harzer Käse haben 38 kcal.
- Ein normal großer Cappuccino hat etwa 85 kcal.
- In 200 g Gurke stecken nur 32 kcal.

Deine Aufgaben heute:

○ Gönne dir einen Snack aus dieser Liste. Blättere wieder auf diese Seite, wenn sich der kleine Hunger das nächste Mal meldet.

○ Plane deine Snacks für die kommenden 7 Tage und überlege dir, was du immer griffbereit haben wirst:

_____

_____

_____

_____

_____

Rezepttipps für heute:

Haferflockenmuffins mit Apfel und Karotte
S. 185

Fisch mit Paprikasauce
S. 168

Kohleintopf
S. 135

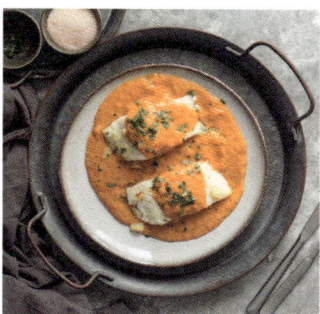
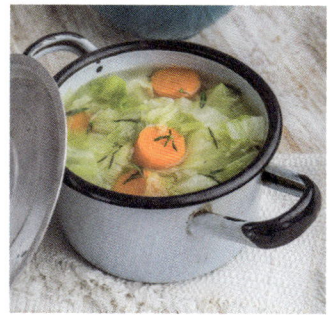

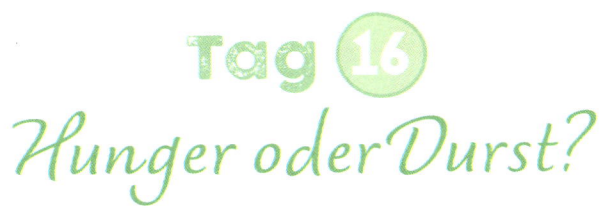

Tag 16
Hunger oder Durst?

Datum _____

**Der eigentliche Zweck der Erkenntnis, ist nicht
das Wissen, sondern das Handeln.**

Nicht selten verwechseln wir Hunger ganz unbewusst mit Durst. Wenn du Hunger oder Appetit verspürst, solltest du erst einmal zu einem Glas Wasser statt nach etwas Essbarem greifen. Frage dich danach: War mein Hunger in Wirklichkeit Durst?

Achte generell auf eine ausreichende Trinkmenge, um dieser Verwechslung vorzu-beugen. Während deiner Abnehmphase solltest du täglich mindestens 2–3 Liter Wasser trinken. Alkohol, Säfte und Softdrinks vermeidest du dabei am besten, denn sie sind reich an Kalorien und zählen zu den heimlichen Dickmachern. Süße Getränke und zuckerhaltige Fruchtsäfte können den Appetit sogar noch anregen.

Trink-Tipps für dich:

* Ausreichend trinken kann man sich angewöhnen. Trinke jeden Tag gleich nach dem Aufstehen ein Glas Wasser.
* Wenn dir normales Leitungs- oder Mineralwasser zu langweilig ist, kannst du es zum Beispiel mit einem Spritzer Zitrone und Minzblättern aufpeppen. Auch das sogenannte Fruit Infused Water lässt sich ganz einfach herstellen (siehe S. 48).
* Stelle dir immer ein Glas Wasser auf den Schreibtisch oder nimm eine Wasserflasche für unterwegs mit.
* Kopple dein Trinken an bestimmte Tätigkeiten. Trinke etwa zu jedem Kaffee oder zu jeder Mahlzeit ein Glas Wasser.
* Stelle dir für jede Stunde eine Erinnerung an deinem Smartphone oder deiner Uhr ein, damit du das Trinken nicht vergisst.

Deine Aufgaben heute:

○ Berücksichtige heute mindestens einen Trink-Tipp und versuche, dir ab heute neue Trinkgewohnheiten anzueignen.

○ Reflektiere die letzten Tage bzw. schaue auf dein Ernährungstagebuch: Hast du ausreichend getrunken? Setze dir ein Ziel, wie viele Gläser du täglich erreichen möchtest. Sorge dauerhaft für eine ausreichende Trinkmenge und vermeide dadurch die Verwechslung von Durst mit Hunger.

Notizen:

_____

_____

_____

Rezepttipps für heute:

Crêpes mit Hüttenkäse und Erdbeeren S. 99	Kohleintopf S. 135	Mexikanische Bowl mit Joghurt-Kräuter-Sauce S. 161

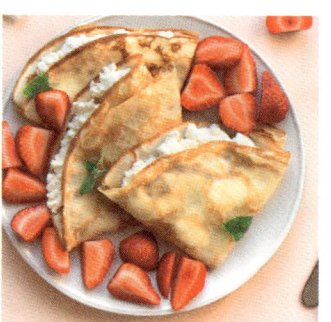 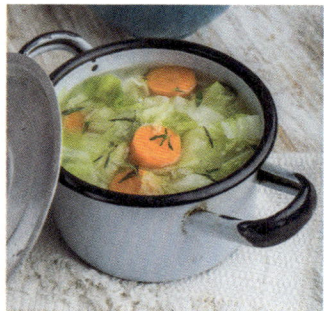 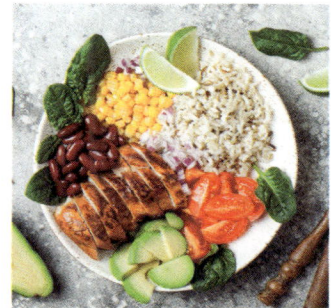

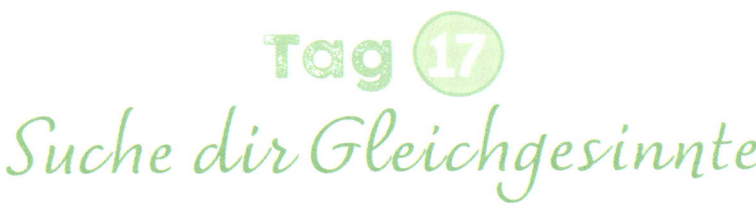

Tag 17
Suche dir Gleichgesinnte

Datum _____

>>Ein Lächeln ist die kürzeste Entfernung
zwischen zwei Menschen.<<

Chinesisches Sprichwort

Sport und Abnehmen gemeinsam mit Gleichgesinnten? Das funktioniert oft viel besser als allein. Außerdem macht es einfach mehr Spaß, mit einer Freundin zum Sport zu gehen oder neue, gesunde Rezepte auszuprobieren.

Im Internet existieren zahlreiche Gruppen und/oder Diskussionsforen zum Thema. Dort kannst du mit Gleichgesinnten in Kontakt treten, Rezeptideen austauschen, Ernährungstipps abholen und dich von Erfolgsgeschichten inspirieren und motivieren lassen. Durch den Austausch mit Gleichgesinnten fühlst du dich in deinem Vorhaben gleich noch mehr gestärkt. Vielleicht gibt es sogar Abnehm- und Fitness-Treffen in deiner Stadt. So kannst du neue Freunde finden und mit ihnen gemeinsam dem Hüftspeck den Kampf ansagen.

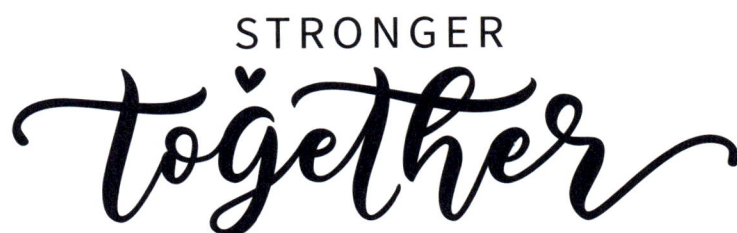

Zusammen ist man stärker.

Deine Aufgaben heute:

○ Überlege, wo du auf Gleichgesinnte treffen könntest. Gibt es zum Beispiel eine Abnehmgruppe in deiner Nähe, der du dich anschließen könntest, oder wie wäre es mit einem Gruppen-Fitnesskurs wie etwa Zumba? Gibt es ein Online-Forum mit Gleichgesinnten, in dem du posten und Kontakte aufbauen könntest? Suche das Passende für dich aus und melde dich dort an oder vereinbare einen Schnuppertermin.

○ Gibt es Menschen in deinem Bekannten- oder Freundeskreis oder in deiner Familie, die ebenfalls abnehmen möchten? Nimm Kontakt zu ihnen auf!

Rezepttipps für heute:

Crêpes mit Hüttenkäse und
Erdbeeren
S. 99

Mexikanische Bowl mit Joghurt-
Kräuter-Sauce
S. 161

Pizza-Eier-Muffins
S. 176

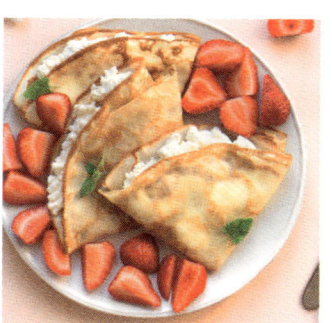
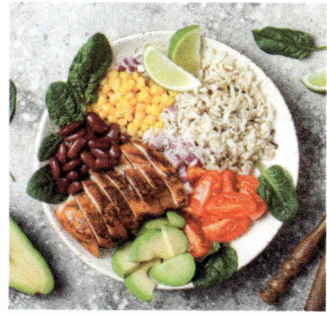
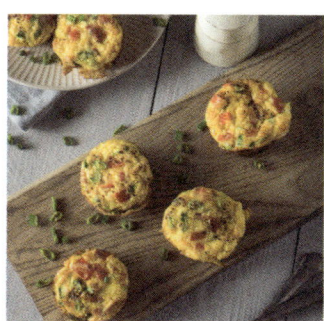

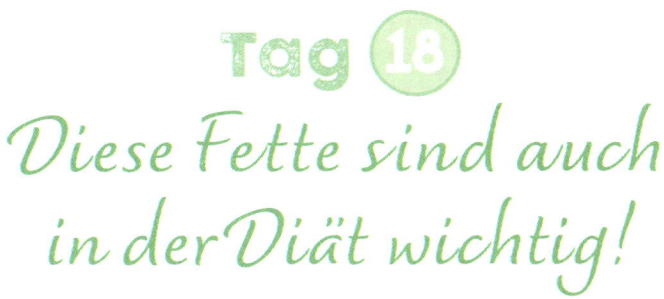

Tag 18
Diese Fette sind auch in der Diät wichtig!

Datum _____

Sei stärker als deine stärkste Ausrede.

Wer eine Diät macht, muss auf fettreiche Lebensmittel verzichten, das galt lange Zeit als ultimative Abnehm-Weisheit – ist so aber alles andere als zutreffend.

Fett gehört neben Proteinen und Kohlenhydraten zu den Grundnährstoffen. Essenzielle Fettsäuren, die sogenannten guten Fette, können vom Körper nicht selbst hergestellt werden und müssen über die Nahrung aufgenommen werden. Zur Deckung des Bedarfs an gesunden Fetten sollten daher regelmäßig Seefisch, Nüsse und Kerne, Avocados, Eier sowie Lein-, Hanf- oder Olivenöl konsumiert werden. Da allerdings auch gesunde Fette viele Kalorien mitbringen, sollten sie trotz ihrer vielen Vorteile nur in Maßen genossen werden.

Gesättigte Fette kommen meist in tierischen Produkten wie Butter, Käse oder Sahne vor, aber auch in zahlreichen Fertigprodukten und sollten nur in Maßen verzehrt werden.

Trans-Fettsäuren gehören zu den »schlechten« Fetten. Sie entstehen bei der industriellen Härtung von ungesättigten Fetten und Ölen bzw. wenn Öle über den Rauchpunkt hinaus erhitzt werden. Das kann beispielsweise bei frittierten Lebensmitteln wie Pommes oder Chips vorkommen. Trans-Fettsäuren sind ungesund und sollten deswegen vermieden werden.

Rauchpunkte diverser Öle:

- Leinöl: 107 °C
- Olivenöl (kalt gepresst): 130–175 °C
- Rapsöl (kalt gepresst): 130–190 °C
- Sonnenblumenöl (raffiniert): 252–254 °C
- Sesamöl: 177 °C

Deine Aufgaben heute:

○ Hast du bereits gutes Öl in deinem Vorrat? Kaufe dir ansonsten ein Öl in guter Qualität wie z.B. Natives Olivenöl extra – kalt gepresst, und bereite deine Gerichte künftig damit zu.

○ Achte bei Verwendung deiner Öle ab sofort immer darauf, dass du sie nicht über den Rauchpunkt hinaus erhitzt.

○ Durchforste deine Vorräte und sortiere Lebensmittel mit dem Zusatz »enthält gehärtete Fette« aus.

Notizen:

_____

_____

_____

Rezepttipps für heute:

Schoko-Chia-Pudding
S. 100

Quark-Taler mit Heidelbeeren
S. 147

Pizza-Eier-Muffins
S. 176

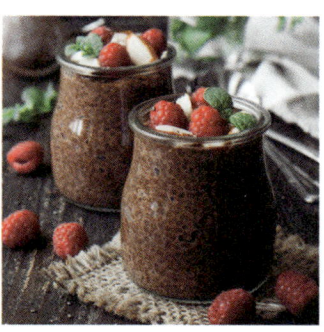
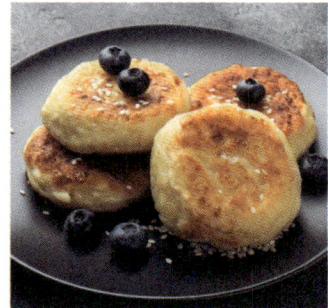
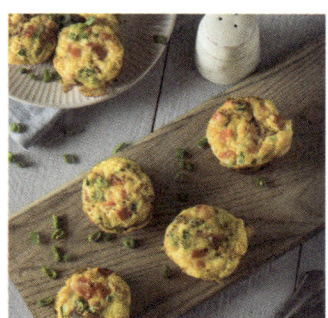

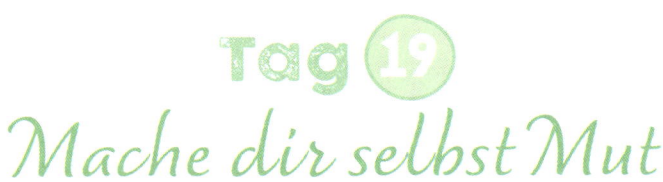

Tag 19
Mache dir selbst Mut

Datum _____

»Hindernisse und Schwierigkeiten sind Stufen,
auf denen wir in die Höhe steigen.«
Friedrich Nietzsche

Wir alle haben gute und schlechte Tage. Während einer besonderen Herausforderung wie dieser Challenge kann es daher vorkommen, dass es dir tage- oder phasenweise schwerer fällt, dich an deinen Tagesplan zu halten, die gesunden Rezepte zu kochen bzw. motiviert zu bleiben. Ursachen kann es dafür viele geben: Vielleicht bist du beruflich stark eingespannt, hattest einen Streit mit deinem Partner oder hast dir eine Erkältung eingefangen.

Was auch immer der Grund für das Tief sein mag, wichtig ist, dass du dich davon nicht entmutigen lässt und aufgibst. Sei nachsichtig mit dir selbst, setze dich nicht unter Druck oder pausiere ruhig mal einen Tag, wenn es dir wirklich schlecht geht. Mache aber danach Tag für Tag weiter, denn nur wer trotz Rückschlägen oder Tiefpunkten nicht aufgibt, kann sich später über echte Erfolge freuen.

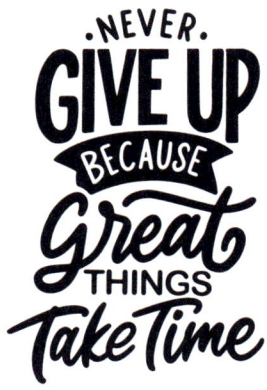

Gib niemals auf, großartige Dinge brauchen ihre Zeit.

Deine Aufgabe heute:

○ Schreibe ein paar Mut machende Zeilen für den Fall, dass es dir mal nicht so gut geht. Stelle dir vor, du schreibst einer Freundin und möchtest sie aufmuntern und zum Weitermachen ermutigen.

Lies dir diese Zeilen immer dann durch, wenn du etwas Motivation benötigst:

_____

_____

_____

_____

_____

Rezepttipps für heute:

Schoko-Chia-Pudding
S. 100

Pizza-Eier-Muffins
S. 176

Quark-Taler mit Heidelbeeren
S. 147

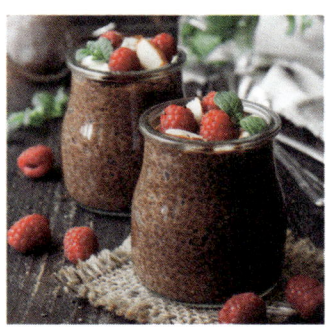
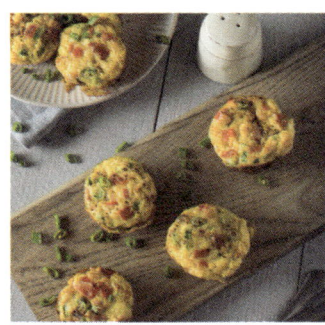
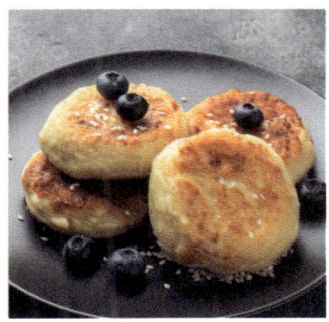

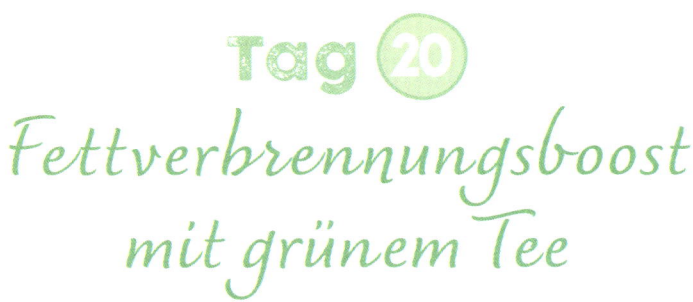

Tag 20
Fettverbrennungsboost mit grünem Tee

Datum _____

»Es gibt nur zwei Tage in deinem Leben, an denen
du nichts ändern kannst. Der eine ist gestern und
der andere ist morgen.«
Dalai Lama

Grüner Tee kurbelt die Fettverbrennung erwiesenermaßen an. Das stellte sich bei Versuchen mit Mäusen heraus: Zwei Gruppen von Mäusen wurden ausschließlich mit fett- und zuckerreicher Nahrung gefüttert. Eine Gruppe erhielt zusätzlich aus Grüntee gewonnene Polyphenole. Im Ergebnis brachte die Mäusegruppe, die Grüntee bekommen hatte, trotz identischer Ernährung weniger Körpergewicht auf die Waage.

Warum solltest du dir also nicht die Fettverbrennungseigenschaften von grünem Tee zunutze machen? Neben seinem thermogenen Fettverbrennungseffekt bringt er weitere positive Eigenschaften mit. Insbesondere ist grüner Tee nämlich reich an wertvollen Antioxidantien, die freie Radikale bekämpfen und so Zellschäden vorbeugen.

Beachten musst du lediglich: Grüner Tee enthält recht viel Koffein und sollte darum nicht im Übermaß genossen werden oder kurz vor dem Schlafengehen. Außerdem darf er nicht mit kochendem Wasser übergossen werden und benötigt nur eine kurze Ziehzeit (meist nicht mehr als 3 Minuten). Halte dich genau an die Zubereitungshinweise, um von den vieler gesunden Wirkstoffen zu profitieren und bitteren Geschmack zu vermeiden.

Deine Aufgaben heute:

○ Genieße eine Tasse Grüntee.

○ Trinke auch in den nächsten Tagen möglichst täglich eine Tasse Grüntee.

Notizen:

_____

_____

_____

Rezepttipps für heute:

Frühstücksglas mit Joghurt und
Beerenquark
S. 90

Gefüllte Champignons mit
Gurkensalat
S. 179 + S. 124

Belegtes Dinkel-Quark-Vollkornbrötchen
S. 186

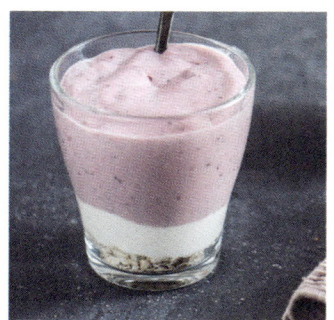

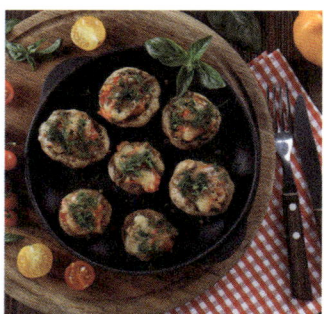

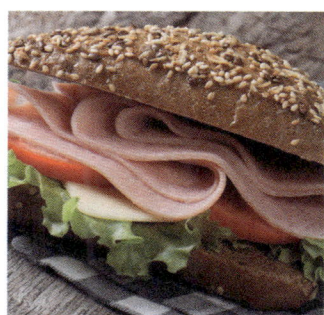

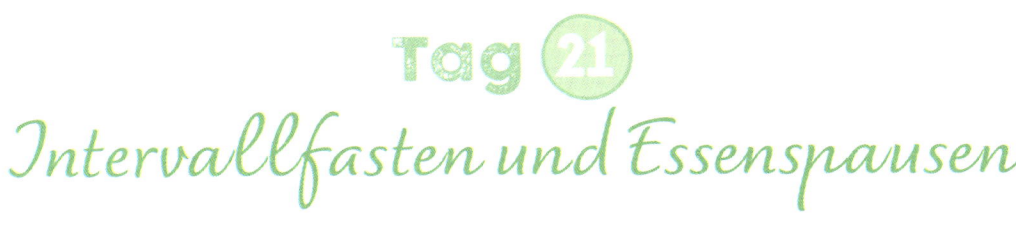

Tag 21
Intervallfasten und Essenspausen

Datum _____

»Ein Optimist findet immer einen Weg.
Ein Pessimist findet immer eine Sackgasse.«
Napoleon Hill

Intervallfasten ist eigentlich keine Diät. Dennoch kann die Fastenmethode beim Abnehmen helfen und ist gleichzeitig gesünder und effektiver als kurzfristige Diäten. Außerdem ist Intervallfasten ziemlich einfach. Alles, was es dabei zu beachten gibt, ist: Innerhalb eines bestimmten Zeitfensters darf normal gegessen werden. Außerhalb dieses Rahmens wird hingegen gefastet. Gängig ist dabei beispielsweise, dass für 16 Stunden täglich (auch über Nacht) gefastet wird. In den übrigen 8 Stunden darf hingegen normal gegessen werden.

Was dabei auf der Hand liegt: Durch die relativ langen Essenspausen muss eine Mahlzeit (beispielsweise das Frühstück) ganz ausgelassen werden. Hierdurch werden –

wenn auch sonst weiter normal und nicht mehr als üblich gegessen wird – jede Menge Kalorien eingespart.

Gleichzeitig bringt Intervallfasten gesundheitliche Vorteile mit sich. Schließlich entlasten die Essenspausen die Verdauung und fördern die Heilungskräfte des Körpers. Die Gesundheitsverbesserung kommt dabei insbesondere durch die positiven Auswirkungen des Intervallfastens auf die Darmgesundheit zustande. Schließlich haben »gute« Darmbakterien aufgrund der Essenspause die Möglichkeit, sich ungestört zu vermehren und »schlechte« Bakterien zu verdrängen. Das wiederum sorgt für mehr Wohlbefinden, weniger Verdauungsprobleme und kann sogar das Hautbild verbessern.

Deine Aufgaben heute:

○ Achte heute darauf, wie viel Zeit zwischen deinen Mahlzeiten vergeht. Isst du immer wieder zwischendurch etwas Obst, ein paar Nüsse etc.? Versuche heute ganz bewusst, das Snacken zwischendurch zu vermeiden und mindestens 4 Stunden nach einer Mahlzeit nichts zu essen und auch keine kalorienhaltigen Getränke zu dir zu nehmen.

○ Vielleicht möchtest du das Intervallfasten einmal ausprobieren. Iss dazu heute Abend um 18 Uhr deine letzte Mahlzeit und dann erst wieder vormittags um 10 Uhr das nächste Mal. Wie fühlst du dich damit?

_____

_____

_____

_____

_____

Rezepttipps für heute:

Dinkel-Quark-Vollkornbrötchen mit Schnittlauchquark
S. 86 + S. 190

Hähnchen-Frikadellen mit Tomaten-Zwiebel-Mix
S. 158

Regenbogen-Salat im Glas mit 1 Dinkel-Quark-Vollkornbrötchen
S. 119 + S. 186

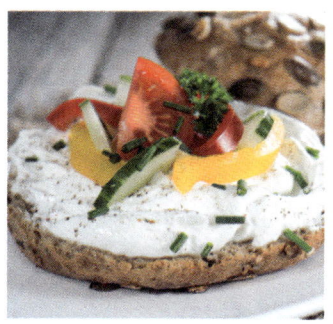
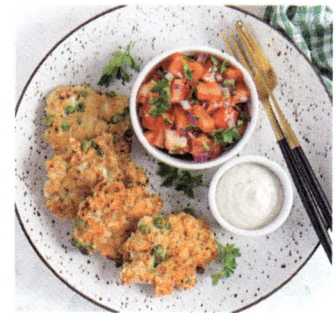
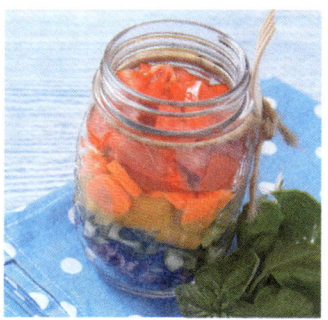

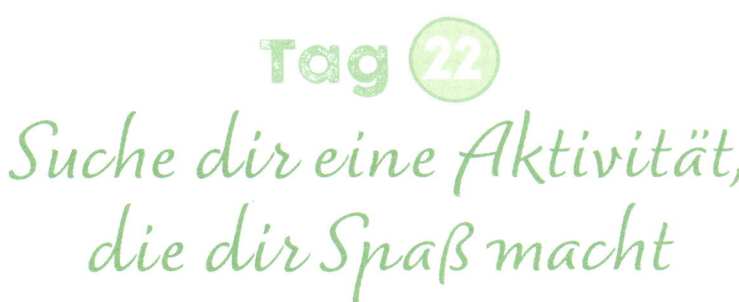

Tag 22
Suche dir eine Aktivität, die dir Spaß macht

Datum _____

Bleibe in Bewegung!

**Es ist ein Unterschied, ob man den
Weg nur kennt oder ob man ihn geht.**

Wer kennt das Gefühl nicht: Eigentlich wolltest du ins Fitness-Studio oder joggen gehen – aber leider ist der innere Schweinehund, den es zu überwinden gilt, einfach viel stärker.

Allerdings muss Sport nicht zwangsläufig mit Langeweile oder Überwindung verbunden sein. Das gilt zumindest dann, wenn du dir eine Sportart aussuchst, die dir wirklich Spaß macht. Und wer sagt, dass man nur mit Joggen oder Fitness-Kursen etwas für seine Gesundheit und die Figur tun kann? Fakt ist: Jede Art von Bewegung zählt, ganz egal, ob du zum Yoga, Zumba, zum Boxen oder zum Schwimmen gehen möchtest. Suche dir deshalb die Aktivität aus, die dir am meisten Freude macht, und bleib aktiv dabei.

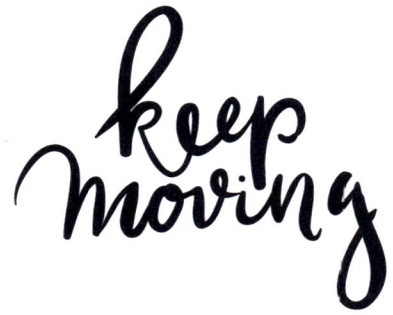

Bleibe in Bewegung!

Deine Aufgaben heute:

○ Überlege dir, auf welche Art von Bewegung oder auf welche Sportart du am meisten Lust hast? Ist es der Zumba-Kurs mit cooler rhythmischer Musik? Oder das neue Trampolin-Workout? Wie wäre es mit Badminton oder Tischtennis?

Suche dir noch heute einen Ansprechpartner dafür heraus und/oder vereinbare einen Schnuppertermin.

○ Gehe regelmäßig zu deinem Kurs und trage dir die Termine fest in deinen Kalender ein.

Notizen:

_____

_____

_____

Rezepttipps für heute:

Birnen-Smoothie
S. 107

Hähnchen-Frikadellen mit
Tomaten-Zwiebel-Mix
S. 158

Regenbogen-Salat im Glas mit
1 Dinkel-Quark-Vollkornbrötchen
S. 119 + S. 186

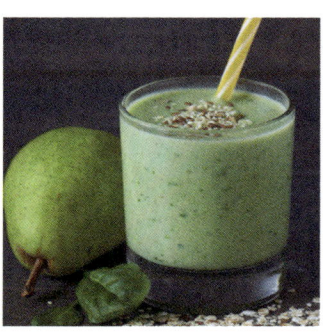 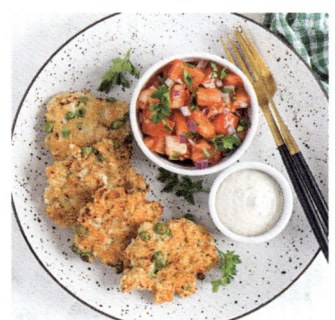 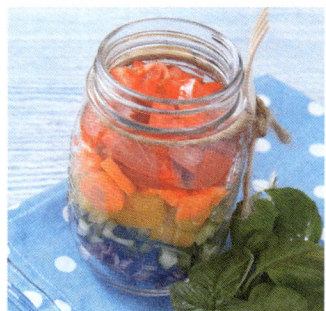

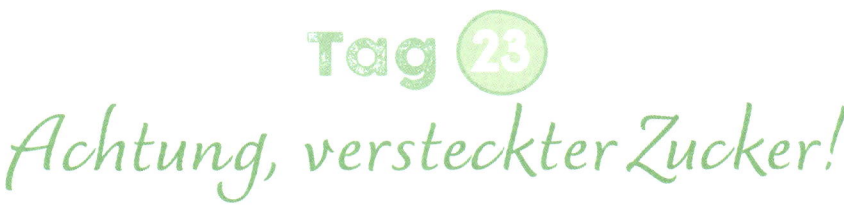

Tag 23
Achtung, versteckter Zucker!

Datum _____

>>Wir sind verantwortlich für das, was wir tun, aber auch
für das, was wir nicht tun.<<
Voltaire

Zucker gilt als Dickmacher schlechthin – und ist es auch, wenn du zu viel davon isst. Schließlich enthalten bereits 100 Gramm herkömmlicher Industriezucker rund 400 kcal. Umso wichtiger ist es daher, auf versteckte Zuckerfallen zu achten, die selbst in sauren oder pikanten Lebensmitteln lauern können. Auch wenn wir versuchen, Süßes zu meiden, kann es dank solcher Lebensmittel nämlich passieren, dass wir unbewusst viel Zucker zu uns nehmen.

Ein eindrucksvolles Beispiel hierfür ist etwa Saucenbinder. Herkömmlicher Fertig-Saucenbinder weist nämlich einen hohen Zuckeranteil auf: Rund 19 Stück Zuckerwürfel verstecken sich in einer Packung des Pulvers. Doch was hat so viel Zucker eigentlich im Saucenbinder verloren? Ganz einfach: Vielen

industriell hergestellten Lebensmitteln wird Zucker hinzugefügt, um den Geschmack zu verbessern. Dazu wird zu Zucker anstatt zu natürlichen, hochwertigen Zutaten gegriffen, weil er schlichtweg viel günstiger ist. Achte darum immer genau auf die Inhaltsangaben auf deinen Lebensmitteln. Die Nährwerttabelle zeigt an, wie viel Zucker in den Produkten erthalten ist.

Achtung: Zucker verbirgt sich in der Zutatenliste auch hinter den Begriffen Saccharose, Maissirup, Stärkesirup, Invertzucker, Maltose, Dicksaft, Gerstenmalzextrakt, Dextrose, Traubensüße oder Glukose-Sirup und noch einigen mehr.*

---

* Eine umfangreiche Übersicht von Zuckerbegriffen zum Ausdrucken findest du im Bonusbereich zum Buch unter https://abnehm-challenge.de.

Deine Aufgaben heute:

○ Nimm am heutigen Tag keinen (Industrie-)Zucker zu dir! Schaffst du das?

○ Durchforste deine Vorräte und überprüfe die Inhaltsangaben. Sortiere Lebensmittel mit hohem Zuckergehalt aus.

Notizen:

_____

_____

_____

Tipp:

Plane in Zukunft immer einen zuckerfreien Tag pro Woche ein, an dem du auf so viel Zucker wie möglich verzichtest.

Rezepttipps für heute:

Overnight Oats mit Banane und Mandel
S. 102

Zucchini-Piccolini
S. 128

Lachsspieße mit Joghurt-Minz-Dip und 1 Dinkel-Quark-Vollkornbrötchen
S. 168 + S. 148 + S. 186

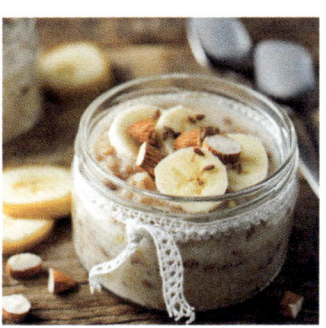

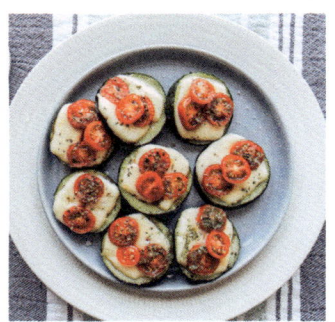

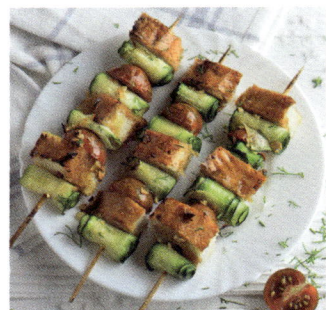

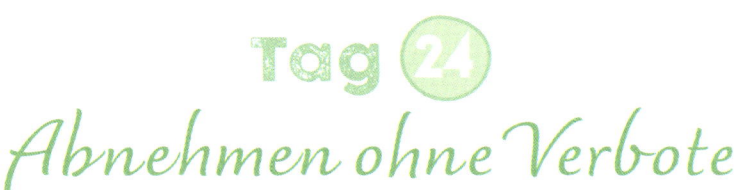

Tag 24
Abnehmen ohne Verbote

Datum _____

»Denke lieber an das, was du hast,
als an das, was dir fehlt.«
Marc Aurel

Bestimmt weißt du noch, dass für dich als Kind die Dinge, die dir verboten waren, besonders interessant gewesen sind. War etwas »nur für Große« oder »nichts für Kinder«, war es umso anziehender. Auch Erwachsenen geht es oft nicht anders. Das merkst du zum Beispiel, wenn du eine Diät machen möchtest: Sobald du dich entschlossen hast, auf bestimmte Lebensmittel zu verzichten, werden diese immer verlockender und lösen Heißhungergefühle aus. Kein Wunder, dass es dieses »Verbots-Phänomen« geschafft hat, schon so manchen Abnehmplan scheitern zu lassen.

Richte daher besser ab jetzt deinen Fokus auf das Erlaubte und Gesunde. Es gibt so viele tolle Rezepte, die sich mit kalorienarmen und gesunden Lebensmitteln zaubern lassen.

Mache dir bewusst, dass es keine Lebensmittel gibt, die verboten sind oder die du nie wieder essen darfst. Versuche, dich während der Challenge einfach an die Rezeptvorschläge in diesem Buch zu halten. Sollte es doch mal zu einer Ausnahme kommen, weil du zu einem Geburtstag eingeladen bist oder an einem Geschäftsessen teilnimmst, dann musst du nur am nächsten Tag den Kalorienüberschuss wieder ausgleichen.

Deine Aufgabe heute:

○ Überlege: Welche gesunden und kalorienarmen Lebensmittel hast du für dich neu entdeckt? Welche Rezepte aus diesem Buch haben dir bisher am besten geschmeckt?

_____

_____

_____

_____

Rezepttipps für heute:

Overnight Oats mit Banane und Mandel
S. 102

Hähnchen-Rucola-Pfanne
S. 153

Rührei und Tomaten und 1 Dinkel-Quark-Vollkornbrötchen
S. 132 + S. 186

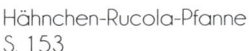

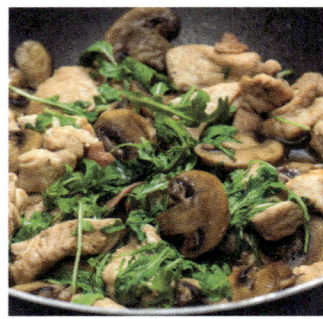

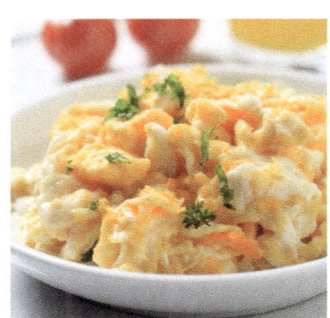

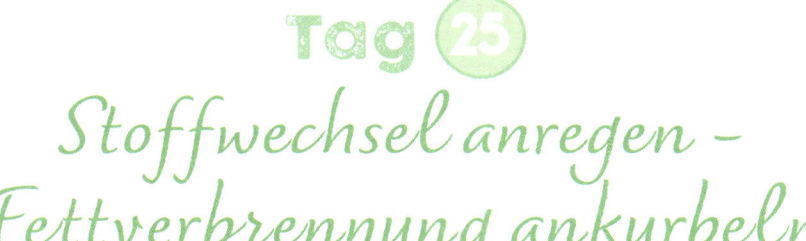

Stoffwechsel anregen – Fettverbrennung ankurbeln

Datum _____

**Du kennst deine Grenzen erst,
wenn du über sie hinausgewachsen bist.**

Es gibt Menschen, die quasi über Nacht viel Gewicht verlieren, andere hingegen quälen sich scheinbar ewig mit der immer gleichen Zahl auf der Waage. Schuld an Letzterem ist oftmals ihr Stoffwechsel:

Unter dem Begriff des Stoffwechsels werden sämtliche biochemische Prozesse zusammengefasst, die permanent in den Körperzellen ablaufen. Aus den mit der Nahrung aufgenommenen Nährstoffen wird im Rahmen dieser Prozesse Energie gewonnen. Außerdem ist der Stoffwechsel auch dafür zuständig, Abfallstoffe abzutransportieren sowie Stoffe in den Organismus »einzubauen« oder sie zu verändern. Funktioniert der Stoffwechsel gut, werden Nahrungsbausteine effizient verwendet. Gleichzeitig werden andere Stoffe aber ebenfalls effizient abgebaut. Das gilt auch für die Fettreserven. Ein gut funktionierender Stoffwechsel begünstigt also die Fettverbrennung.

Mit diesen Fatburner-Tipps hilfst du deinem Stoffwechsel auf die Sprünge:

- Ernähre dich besonders proteinreich.
- Iss scharf und würze öfter einmal mit Chili.
- Rege deinen Stoffwechsel mit ausreichenden Mengen an Magnesium und Omega-3-Fettsäuren an.
- Bewege dich und treib regelmäßig Sport.
- Gönne dir eine Dusche mit abwechselnd lauwarmem und kaltem Wasser.
- Trinke grünen Tee.

Deine Aufgabe heute:

○ Wähle einen Fatburner-Tipp aus, schreibe ihn hier auf und wende ihn an.

_____

_____

_____

_____

Rezepttipps für heute:

| Oatmeal-Porridge | Grüner Nudelteller | Rindersteak auf Salatbett |
| S. 93 | S. 143 | S. 180 |

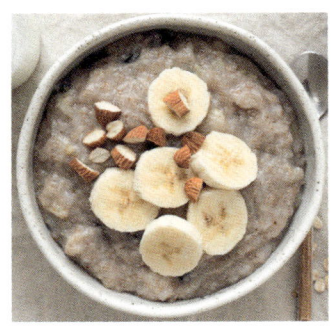 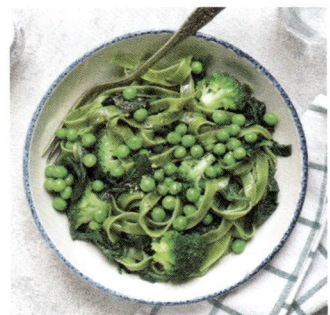 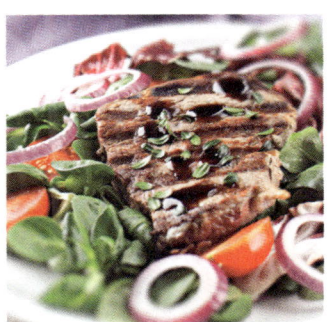

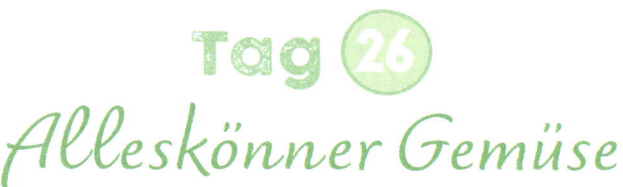

Tag 26
Alleskönner Gemüse

Datum _____

**If you never try, you'll never know. –
Wenn du es nicht versuchst, wirst du es nie wissen.**

Grünes Gemüse enthält meist viele Proteine, die für den Muskelaufbau wichtig sind. Darüber hinaus versorgen dich Zucchini, Brokkoli und Co. selbstverständlich auch mit vielen Vitaminen und wichtigen anderen Nährstoffen. Allerdings unterstützt dich Gemüse noch auf eine andere Weise beim Abnehmen:

Die meisten Gemüsesorten haben nämlich einen hohen Wassergehalt und nur sehr wenige Kalorien. Du kannst dir also zu jeder Mahlzeit eine große Portion Gemüse gönnen, die dich wirklich satt macht. Dann kannst du kleinere Portionen von den Lebensmitteln mit hoher Kaloriendichte verzehren. Darüber hinaus eignen sich viele Gemüsesorten wie beispielsweise Gurken, Paprika oder Karotten auch zum Snacken zwischendurch.

Übrigens: Gemüse kann sogar noch mehr. Es kann die Portionen anderer Lebensmittel kalorienarm »vergrößern«. Wie das geht? Mische einfach etwas Spinat in deinen Fruchtsmoothie oder geraspelte Zucchini in dein Porridge. Das Gemüse schmeckt man kaum heraus, es macht aber satt und vergrößert fast ohne Kalorien das Volumen (also die Menge) deiner Mahlzeit.

Deine Aufgaben heute:

○ Genieße eine Extraportion Gemüse!

○ Plane deine Extraportion Gemüse für die nächsten Tage:

_____

_____

_____

_____

Rezepttipps für heute:

Heidelbeer-Frühstücksquark
S. 91

Rindersteak auf Salatbett
S. 180

Omelette mit grünem Gemüse und
1 Dinkel-Quark-Vollkornbrötchen
S. 135 + S. 186

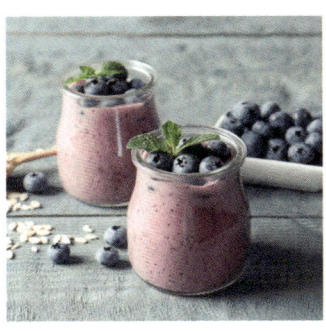

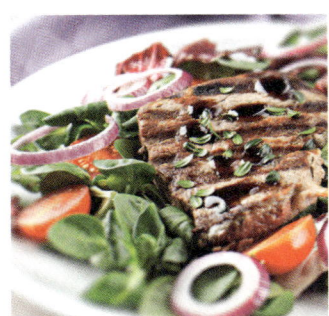

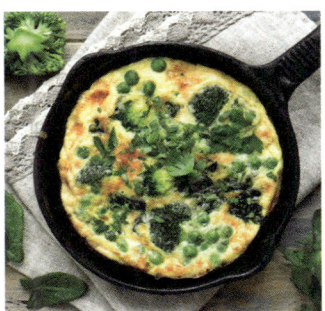

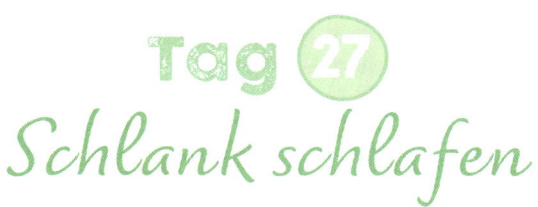

Tag 27
Schlank schlafen

Datum _____

**»Schlaf ist für den Menschen,
was das Aufziehen für die Uhr.«**
Arthur Schopenhauer

Wer nicht genügend schläft, fühlt sich matt und antriebslos. Das ist aber noch nicht alles: Im Rahmen einer amerikanischen Studie stellte sich nämlich heraus, dass auch die Fettverbrennung unter schlechtem oder zu wenig Schlaf leidet. Die Forscher der University of Chicago konnten in ihrer Studie belegen, dass bei gutem Schlaf die Fettverbrennung quasi auf Hochtouren läuft.

Bei Schlafmangel ist die Konzentration des Stresshormons Cortisol erhöht. Das veranlasst den Körper dazu, Muskeln statt Fett als Energiequelle zu nutzen. Ist der Cortisolspiegel hingegen niedrig, greift der Körper in der Nacht auf Fettreserven zurück und hilft uns so beim Abnehmen. Durch Schlafstörungen wird weniger Leptin und mehr Ghrelin produziert, was dazu führt, dass wir verstärkt Hunger empfinden.

Gerade beim Abnehmen solltest du also darauf achten, zu kurze Nächte zu vermeiden.

Schlaf-Tipps für dich:

- Iss abends möglichst nur leichte Mahlzeiten und nicht zu kurz vor dem Schlafengehen, sonst kommt deine Verdauung nicht zur Ruhe.
- Dunkle dein Schlafzimmer ab, denn im Dunkeln produziert der Körper mehr vom Schlafhormon Melatonin, das für tiefen Schlaf sorgt.
- Trinke vor dem Schlafengehen keine belebenden Getränke mit Koffein wie zum Beispiel Kaffee, schwarzen oder grünen Tee etc.
- Sorge für ein gutes Raumklima im Schlafzimmer. Es sollte kühl sein und gut belüftet.
- Auf Handy, Smartphone oder auch TV solltest du unmittelbar vor dem Schlafengehen verzichten. Nimm lieber im Schlafzimmer noch ein gutes Buch zur Hand und lies darin, bis die Augen müde werden.

Deine Aufgabe heute:

○ Berücksichtige mindestens einen Tipp, bevor du schlafen gehst, und versuche, auch in
Zukunft darauf zu achten, dass du ausreichend und gut schläfst.

Notizen:

_____

_____

_____

Rezepttipps für heute:

Heidelbeer-Frühstücksquark
S. 91

Bunter Quinoa-Salat im Glas
S. 112

Zucchini-Waffeln, S. 139 +
z. B. 1 Portion Joghurt-Minz-Dip
S. 148

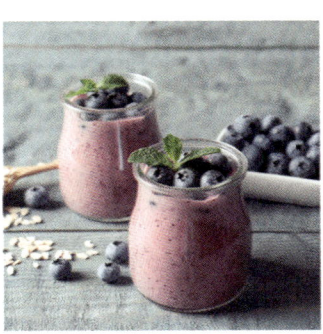

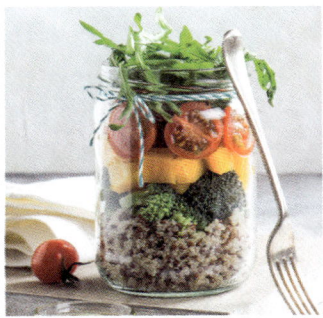

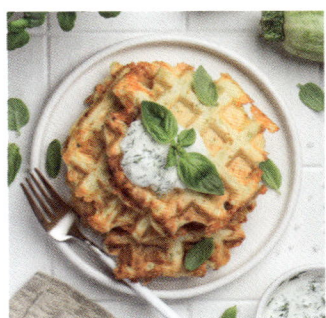

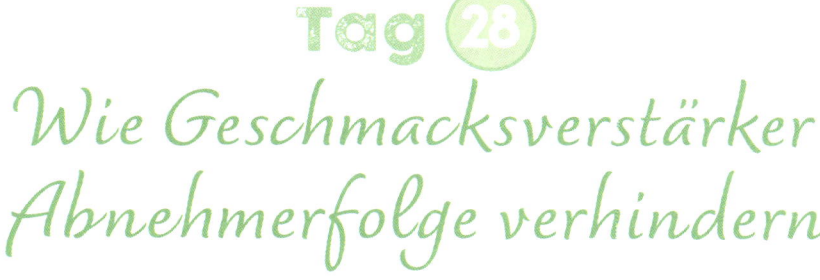

Wie Geschmacksverstärker Abnehmerfolge verhindern

Datum _____

»Fürchte dich nicht, langsam zu gehen,
fürchte dich nur, stehen zu bleiben.«
Chinesische Weisheit

Geschmacksverstärker in Lebensmitteln sind in den letzten Jahren zunehmend in den Fokus geraten. Das hängt allerdings nicht nur damit zusammen, dass viele Menschen vermehrt auf eine natürlichere Ernährung setzen. Vielmehr können gegen Geschmacksverstärker wie beispielsweise Glutamat sogar Unverträglichkeiten bestehen. Darüber hinaus haben die Zusätze noch weitere negative Eigenschaften.

Viele künstliche Zusatzstoffe und Geschmacksverstärker sorgen nämlich dafür, dass unser natürliches Sättigungsgefühl quasi ausgehebelt wird. Das führt dazu, dass wir von vielen industriell stark verarbeiteten Lebensmitteln oft über den Hunger hinaus essen. Wir nehmen also mehr Kalorien auf, als wir eigentlich benötigen. Zusätzlich können die künstlichen Inhaltsstoffe Heißhunger provozieren und so beim Abnehmen mehr als hinderlich sein.

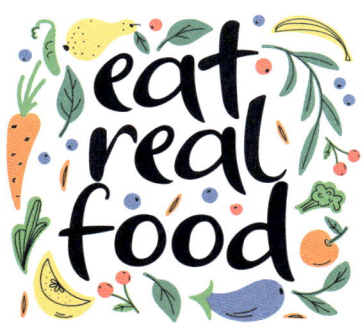

Iss echte Lebensmittel!

Deine Aufgabe heute:

○ Kontrolliere Lebensmittel im Vorratsschrank wie etwa Brühepulver auf Geschmacksverstärker und ersetze sie durch ein Produkt ohne Zusatzstoffe. Du erkennst Geschmacksverstärker an E-Nummern ab 600, also E620, E621 usw.

Notizen:

_____

_____

_____

Rezepttipps für heute:

Quinoa-Porridge
S. 95

Fisch mit Paprikasauce
S. 169

Bunter Quinoa-Salat im Glas
S. 112

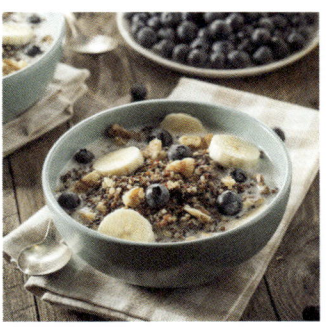

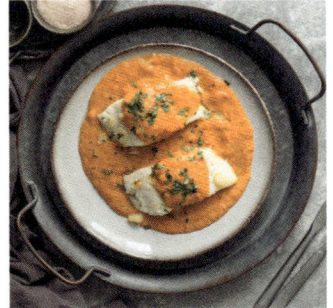

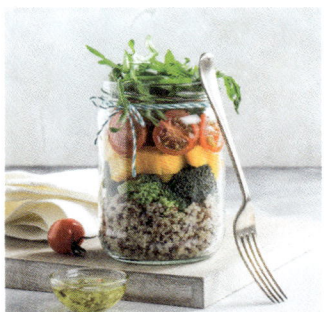

Tag 29
Iss bunt

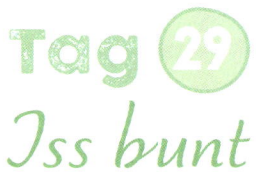

Datum _____

**Dein Leben ist so bunt,
wie du dich traust, es auszumalen.**

Versuche, deine Ernährung möglichst farbenfroh zu gestalten und täglich mehrere Portionen buntes Gemüse und Obst in deinen Speiseplan zu integrieren. Dabei geht es allerdings nicht nur darum, für hübsche Abwechslung auf dem Teller zu sorgen. Vielmehr ist eine »bunte« Ernährung auch besonders vitamin- und nährstoffreich.

Besteht nämlich ein großer Teil deiner Nahrung aus bunten Lebensmitteln, bedeutet das gleichzeitig, dass du dich natürlich und nährstoff- sowie vitaminreich ernährst. Bekanntermaßen hat das viele gesundheitliche Vorteile – hilft aber ganz nebenbei auch beim Abnehmen. Denn fehlt es unserem Körper an wichtigen Nährstoffen, macht sich das häufig durch Heißhunger bemerkbar. Dieser wird aber oft fälschlicherweise als Appetit oder Lust auf Süßes missverstanden.

Ernährst du dich al'erdings bunt und gesund, wird auch das Heißhunger-Risiko vermindert.

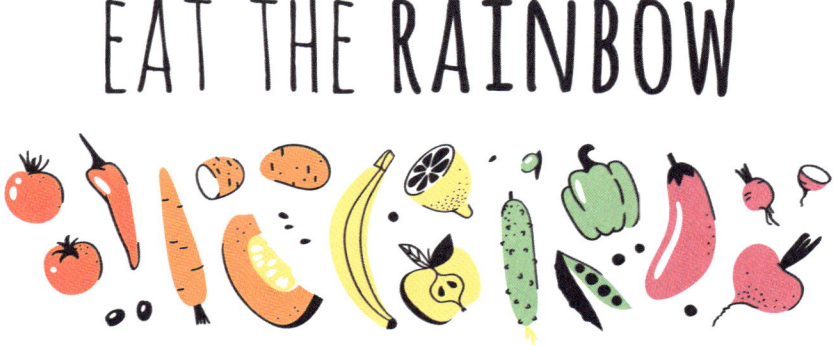

Iss in allen Farben des Regenbogens!

Deine Aufgabe heute:

○ Genieße einen bunten Snack-Teller, zum Beispiel mit Stücken von Karotte, Gurke, Tomate, gelber Paprika, Apfel und Himbeeren. Achte auch in Zukunft darauf, viel unterschiedliches, buntes Obst und Gemüse zu essen.

Rezepttipps für heute:

Quinoa-Porridge
S. 95

Mexikanische Bowl mit Joghurt-Kräuter-Sauce
S. 161

Pizza-Eier-Muffins
S. 176

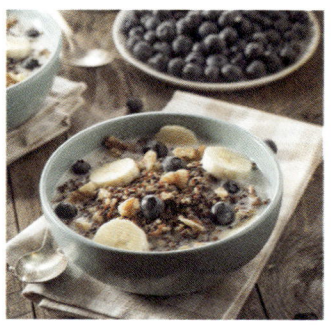
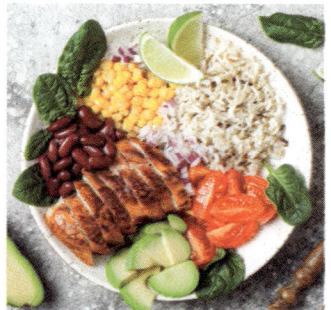
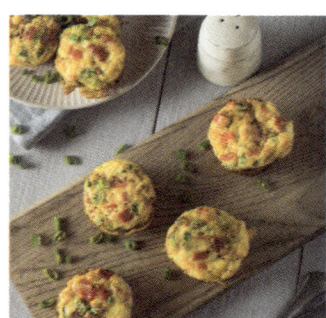

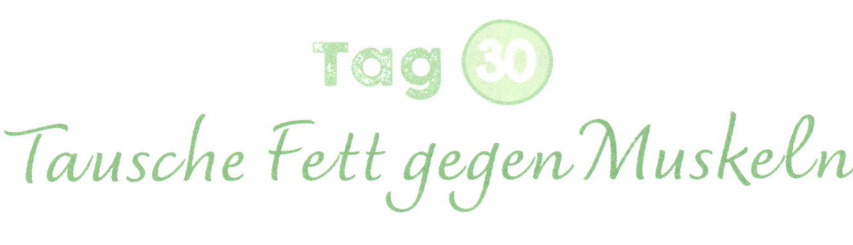

Tag 30
Tausche Fett gegen Muskeln

Datum _____

> »Kleine Taten, die man ausführt, sind besser als
> große, die man plant.«
> George C. Marshall

Muskelaufbau hat – für Männer wie Frauen – jede Menge Vorteile. Zum einen verbrennst du bei anstrengendem Krafttraining viele Kalorien und kannst dich richtig auspowern. Außerdem erhöht jedes Gramm Muskelmasse deinen Kalorien-Grundumsatz, und das unterstützt dich selbst während einer Ruhephase beim Abnehmen.

Nicht zu vernachlässigen ist natürlich die Tatsache, dass mehr Muskulatur dem Körper ein strafferes Erscheinungsbild verschafft. Lass dich also von überholten Fitness-Weisheiten (Hanteltraining ist nur etwas für Männer) oder unerreichbaren »Vorbildern« nicht entmutigen oder einschränken und wage dich im Fitnessstudio ruhig an die Gewichte.

Du musst es dabei nicht den Body-Buildern gleichtun und große Gewichte stemmen. Du kannst ganz klein anfangen und dich langsam steigern. Lege dir beispielsweise ein paar Hantel-Manschetten zu und trage sie in der Anfangsphase bei der Hausarbeit oder beim täglichen Spaziergang. Auch Plastik-Wasserflaschen kannst du als Gewichte für dein Workout nutzen. Darüber hinaus gibt es viele kostenlose Videos für das Training mit dem eigenen Körpergewicht. Vielleicht hast du Lust auf eine weitere Challenge, zum Beispiel, jeden Tag eine bestimmte Anzahl an Liegestützen oder Squats zu absolvieren?

Durch das Training mit dem Körpergewicht oder mit Gewichten baust du Muskeln auf und deine Fettverbrennung wird deutlich angekurbelt.

Deine Aufgabe heute:

○ Entscheide, wie du Muskeln aufbauen willst, und probiere noch heute die erste Übung aus. Trage auch gleich die nächsten Trainingseinheiten in deinen Planer ein und halte dich daran. Überfordere dich nicht und denke an genügend Ruhezeit zwischen den Trainingstagen.*

_____

_____

_____

_____

Rezepttipps für heute:

Frühstücksglas mit Joghurt und Beerenquark
S. 90

Mexikanische Bowl mit Joghurt-Kräuter-Sauce
S. 161

Pizza-Eier-Muffins
S. 176

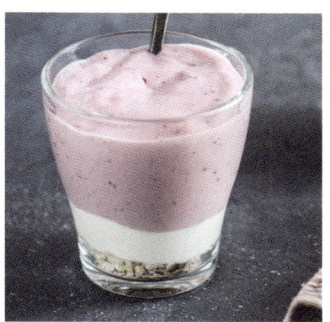
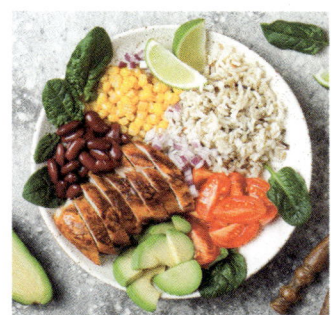
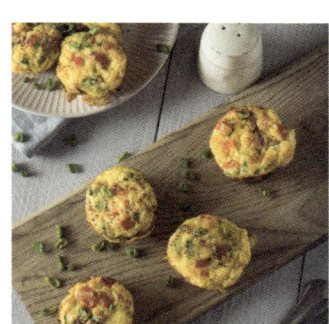

* Eine Übersicht für kostenlose Workouts gibt es im Bonus-Bereich zum Buch unter https://abnehm-challenge.de.

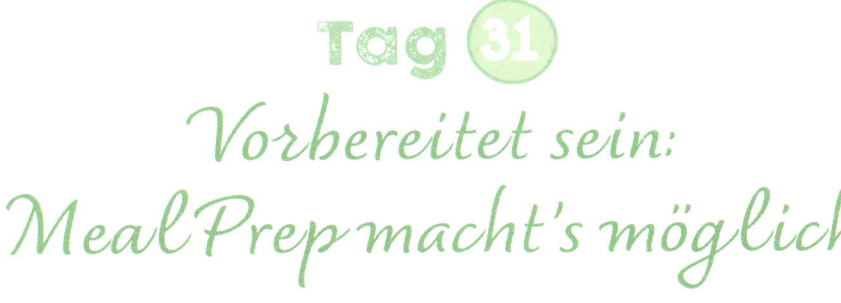

Tag 31
Vorbereitet sein: Meal Prep macht's möglich

Datum _____

**Du kannst die Zukunft verändern
mit dem, was du heute tust.**

Ob in der Mittagspause oder unterwegs während einer längeren Zug- oder Autofahrt: In der Kantine, der Raststätte oder am Bahnhof lauern jede Menge ungesunde und kalorienreiche Snack-Verlockungen. Oft greifen hier auch diejenigen, die sich zu Hause konsequent an ihren Abnehm-Ernährungsplan halten, beherzt zu. Das ist verständlich, schließlich ist das Essen außerhalb der eigenen vier Wände immer eine kleine »Ausnahmesituation«. Gute Vorsätze oder Gewohnheiten werden da leicht vergessen.

Allerdings muss das nicht sein. Du kannst gesunde, ausgewogene Mahlzeiten einfach selbst zubereiten und mitnehmen. Meal Prep heißt das Konzept, das bei Sportlern und denjenigen, die auf ihr Gewicht achten, schon lange beliebt ist. Alles, was du dazu brauchst: ein Gericht, das sich zum Mitnehmen eignet und ein passendes Transportgefäß.

Übrigens: Planst du deine Mahlzeiten für mehrere Tage im Voraus und bereitest sie zu, spart das im Alltag auch noch jede Menge Zeit.

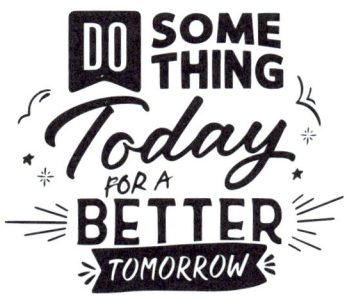

Tue heute etwas für ein besseres Morgen.

Deine Aufgaben heute:

○ Plane auch in Zukunft deine Mahlzeiten für die Arbeit und zu Hause vor. Dadurch hast du die beste Kontrolle über das Essen, das du zu dir nimmst. Beginne gleich heute damit und erstelle einen Essensplan für die kommende Woche.* Mache dich dazu am besten mit den Prinzipien des Meal Prep vertraut, suche Rezepte mit ähnlichen Zutaten heraus und koche clever vor.

○ Überlege, wie es ab morgen weitergeht, falls du noch weiter abnehmen möchtest. Bleibst du bei deinem Kaloriendefizit? Möchtest du etwas verändern?

Rezepttipps für heute:

Birnen-Smoothie
S. 107

Gebackene Süßkartoffeln
mit leichter Sour Cream
S. 127

Pizza-Eier-Muffin
S. 176

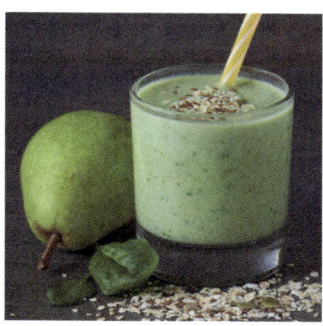
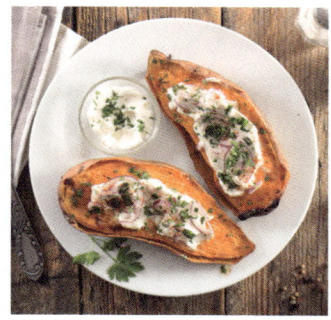
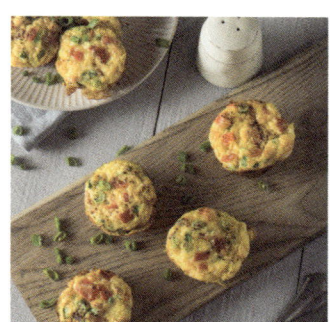

* Eine Wochenplan-Vorlage zum Herunterladen und Ausfüllen findest du im Bonusbereich zum Buch unter https://abnehm-challenge.de.

Geschafft!

> »Der Mensch, der den Berg abtrug, war derselbe,
> der damit anfing, kleine Steine wegzutragen.«

Chinesisches Sprichwort

Du hast die 31-Tage-Abnehm-Challenge durchgezogen! Herzlichen Glückwunsch!

Dokumentiere heute deinen aktuellen Ist-Stand auf S. 19 und vergleiche deine Fotos und Daten mit dem Startpunkt auf S. 18. Schreibe deine Gedanken und Gefühle auf (S. 200). Was hat sich verändert? Wie viel hast du abgenommen? Isst du bewusster? Hast du neue Lieblingsrezepte entdeckt? Trinkst du jetzt ausreichend?

Hast du dein Ziel klar vor Augen bzw. vielleicht auch schon erreicht?

Falls dein Abnehmweg noch weitergeht: Großartige Dinge brauchen Zeit! Sei geduldig, gehe Schritt für Schritt auf dein Ziel zu. Du schaffst das!

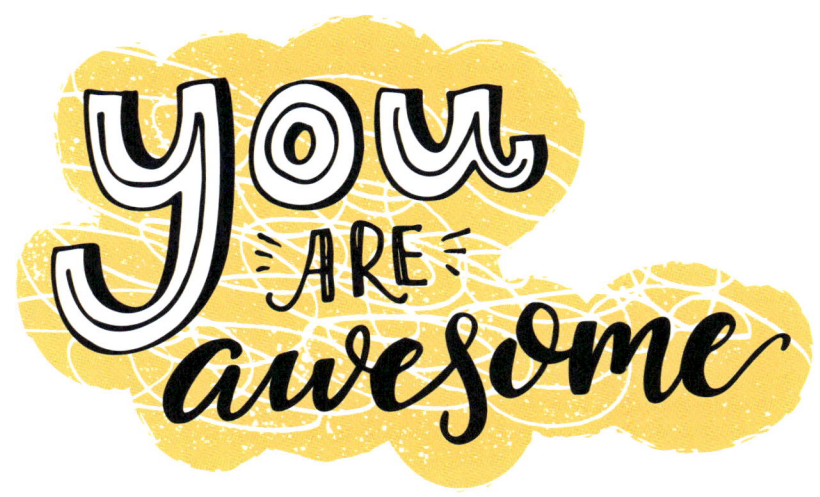

Du bist großartig!

Meine Veränderungen

»Wenn du dich veränderst,
verändert sich alles für dich.«
Jim Rohn

Datum:					
Gewicht					
Körperfett					
Oberarm					
Brust					
Taille					
Bauch					
Po					
Oberschenkel					
Knie					
Unterschenkel					

Gewichtsverlust-Motivationsglas

Führe dir deinen Gewichtsverlust bildlich
vor Augen. Wie viel hast du schon abgenommen? Zeichne in das Glas für jedes
halbe oder ganze Kilogramm ein Symbol wie
etwa einen Kreis ein.

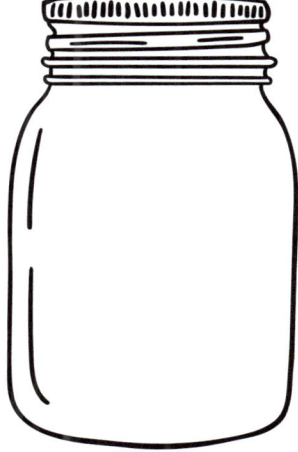

Zum Umgang mit diesem Buch

Zu den Rezepten gibt es Tipps sowie Nähr-wertangaben.

- kcal steht für Kilokalorien,
- P für Protein,
- KH für Kohlenhydrate,
- F für Fett.

Außerdem sind die Rezepte verschiedenen Kategorien zugeordnet, damit man immer sofort erkennen kann, welches Gericht vege-tarisch, vegan oder glutenfrei ist. Mit den folgenden Symbolen sind sie übersichtlich gekennzeichnet:

 vegetarisch

 vegan

 glutenfrei

Glutenfrei: Bitte cchte bei den Produkten immer auf das Etikett, besonders bei Scho-kolade, Käse, Gemüsebrühe, Kakaopulver, Gewürzen etc. Auch wenn diese Zutaten meist frei von Glu-en sind, können von den Herstellern bestimmte Zusätze verwendet werden, die nicht glutenfrei sind.

Frühstück und Süßspeisen

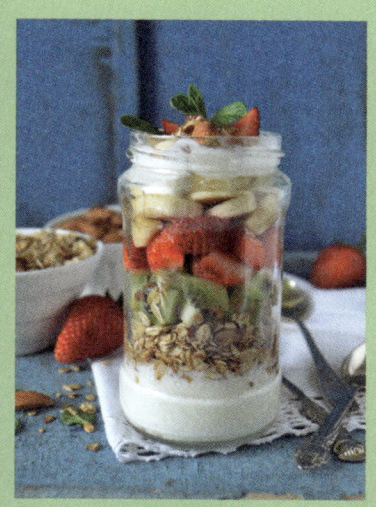
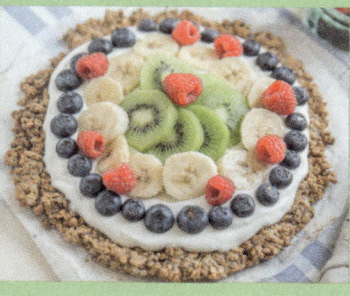
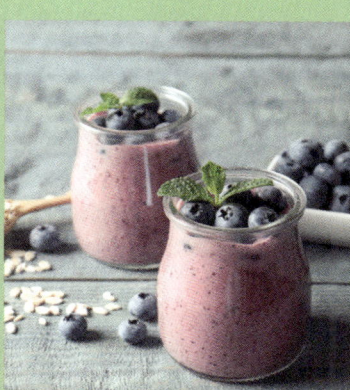
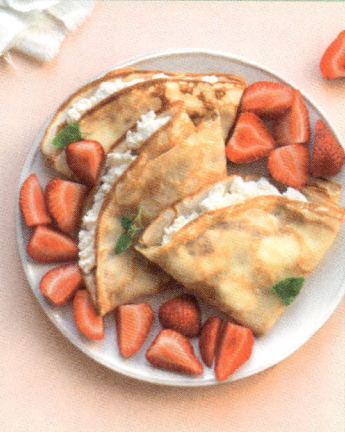
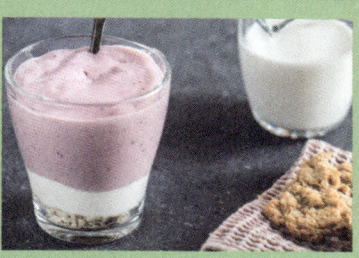
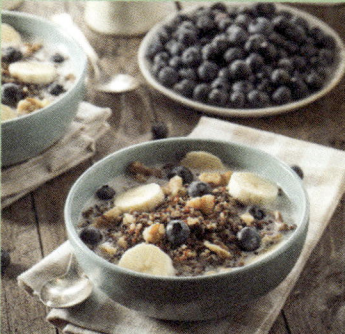

Frühstücksglas mit Joghurt und Beerenquark

1 PORTION
PRO PORTION: 250 KCAL/29,9 G KH/24,3 G P/3,4 G F

ZUTATEN:

2 EL Haferflocken
2 EL Naturjoghurt
   (1,5 % Fett)
50 g Heidelbeeren
150 g Magerquark
½ TL Erythrit oder
   Süßungsmittel nach
   Belieben, z. B. Honig

1. Haferflocken in ein Glas geben.

2. Joghurt daraufflöffeln.

3. Heidelbeeren waschen, verlesen, trocken tupfen und in einer Schüssel mit dem Pürierstab zerkleinern. Magerquark und Erythrit untermischen. Masse in das Glas geben.

Tipp:

Auch sehr gut als Frühstück to go geeignet. Dazu in ein verschließbares Einmachglas füllen und mitnehmen. Anstatt Heidelbeeren eignen sich genauso Erdbeeren, Himbeeren, Banane oder Mango.

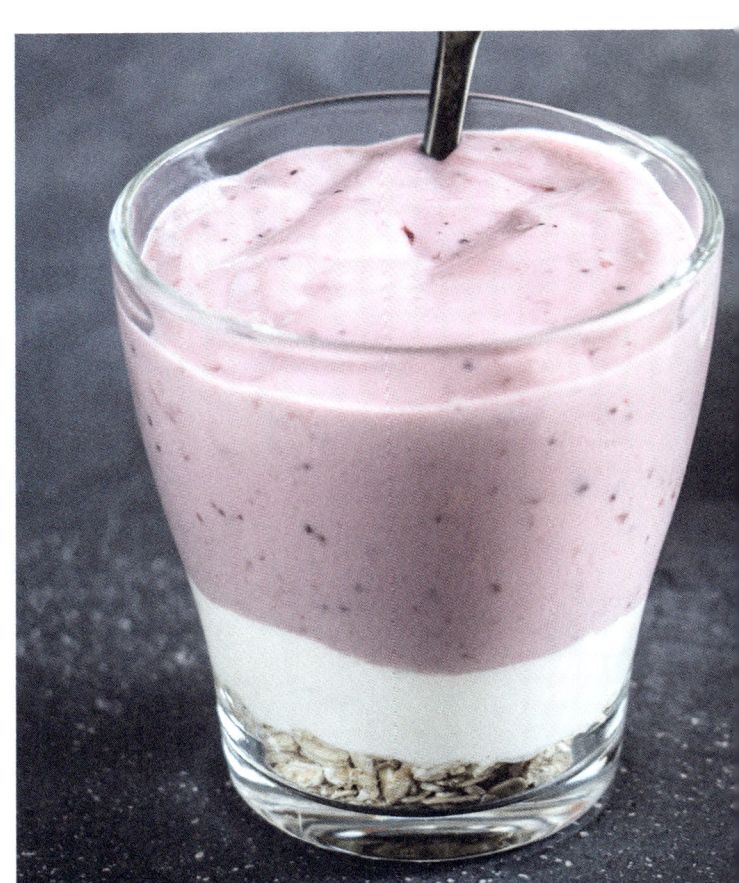

Heidelbeer-Frühstücksquark

2 PORTIONEN
PRO PORTION: 305 KCAL/35,5 G KH/32,8 G P/1,9 G F

ZUTATEN:

200 g Heidelbeeren
1 reife Banane
400 g Magerquark
2 EL Haferflocken

1. Heidelbeeren waschen, verlesen und trocken tupfen.
2. Banane schälen und zusammen mit den Heidelbeeren in einer Schüssel mit dem Stabmixer pürieren.
3. Magerquark und Haferflocken hinzufügen und nochmals pürieren.
4. Mischung in 2 Einmachgläser verteilen.

Tipp:

Mit frischen Heidelbeeren oder Bananenscheiben belegen.

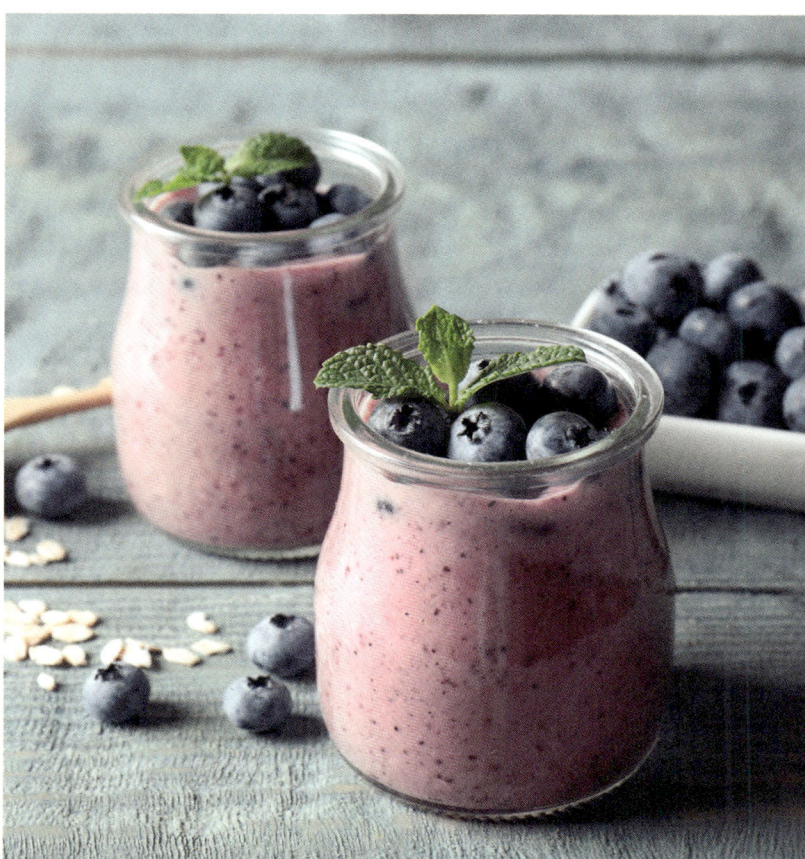

Frühstücksmix im Glas

FÜR 1 PORTION
PRO PORTION: 365 KCAL/61,5 G KH/13,9 G P/5,8 G F

ZUTATEN:

1 Kiwi
1 kleine Banane
50 g Beeren, z.B.
    Erdbeeren
150 g Naturjoghurt
    (1,5 % Fett)
30 g Haferflocken

1. Kiwi schälen und in Stücke schneiden.

2. Banane schälen und in Scheiben schneiden.

3. Beeren waschen, verlesen und gegebenenfalls entstielen und in Stücke schneiden.

4. Joghurt (bis auf etwas zum Garnieren), Haferflocken, Kiwi, Beeren (bis auf einige Stücke zum Garnieren) und Banane schichtweise in ein großes (500 ml) Einmachglas füllen. Mit dem restlichen Joghurt und den Beeren garnieren.

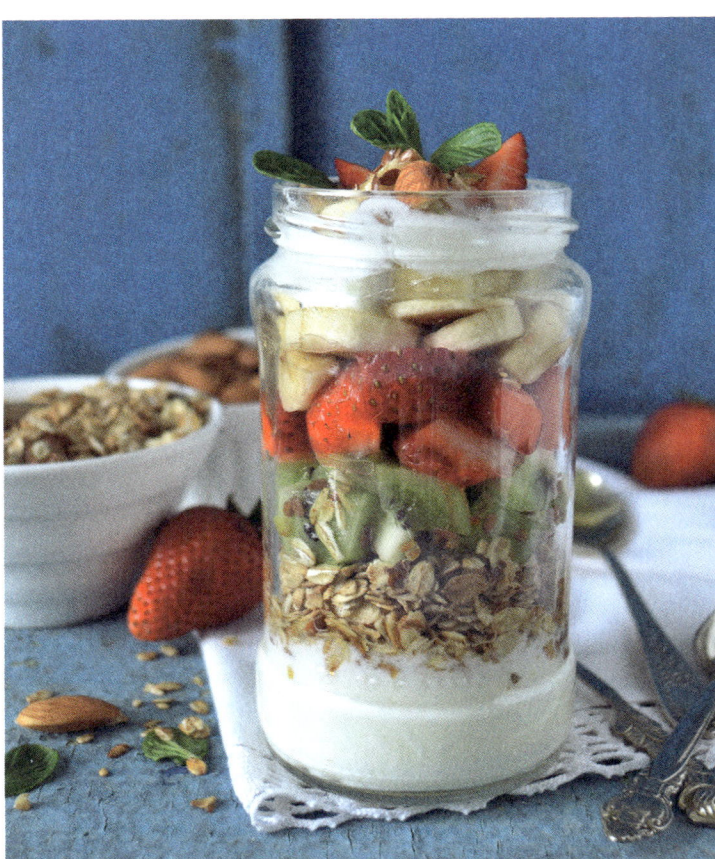

Oatmeal-Porridge

1 PORTION
PRO PORTION: 385 KCAL/39,2 G KH/12,3 G P/18,4 G F

ZUTATEN:

- 200 ml Mandeldrink oder Milch
- 100 ml Wasser
- 40 g Haferflocken
- 20 g gem. Mandeln
- 1 Prise Salz
- ½ TL Erythrit oder Honig
- 5 Mandelkerne
- ½ Banane

1. Mandeldrink und Wasser in einen Topf gießen und erwärmen.

2. Haferflocken, gemahlene Mandeln, Salz und Erythrit einrühren und alles aufkochen lassen. Hitze reduzieren und Masse auf niedriger Stufe noch 5–8 Minuten unter stetem Rühren weiterköcheln lassen

3. Mandeln grob hacken. Banane schälen und in Scheiben schneiden.

4. Das Porridge in eine Schüssel füllen und mit Banane und Mandeln toppen.

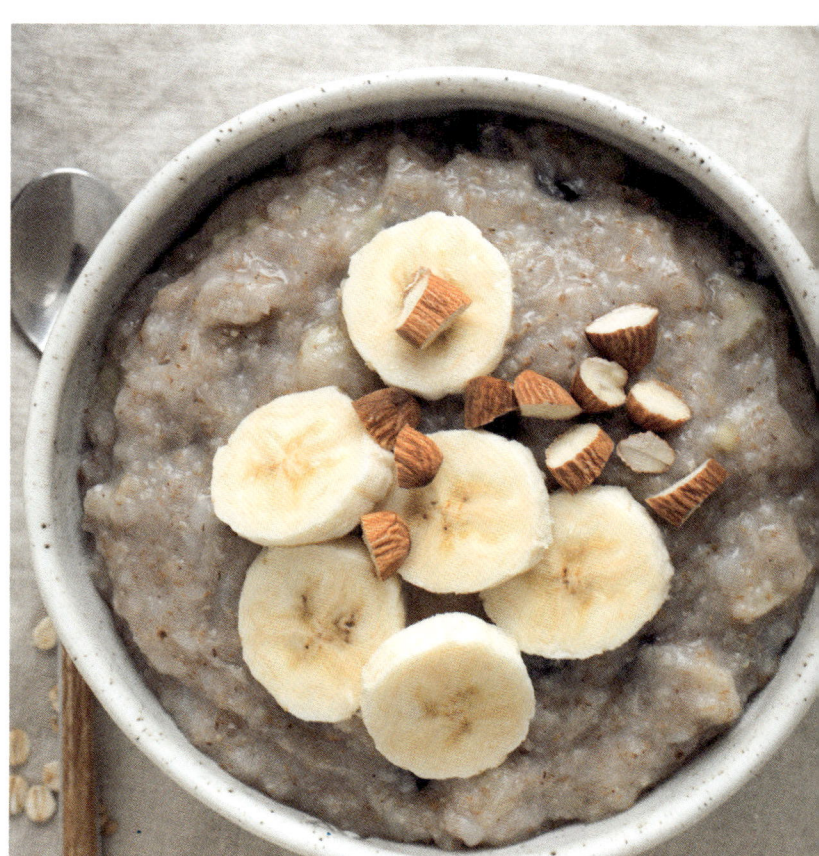

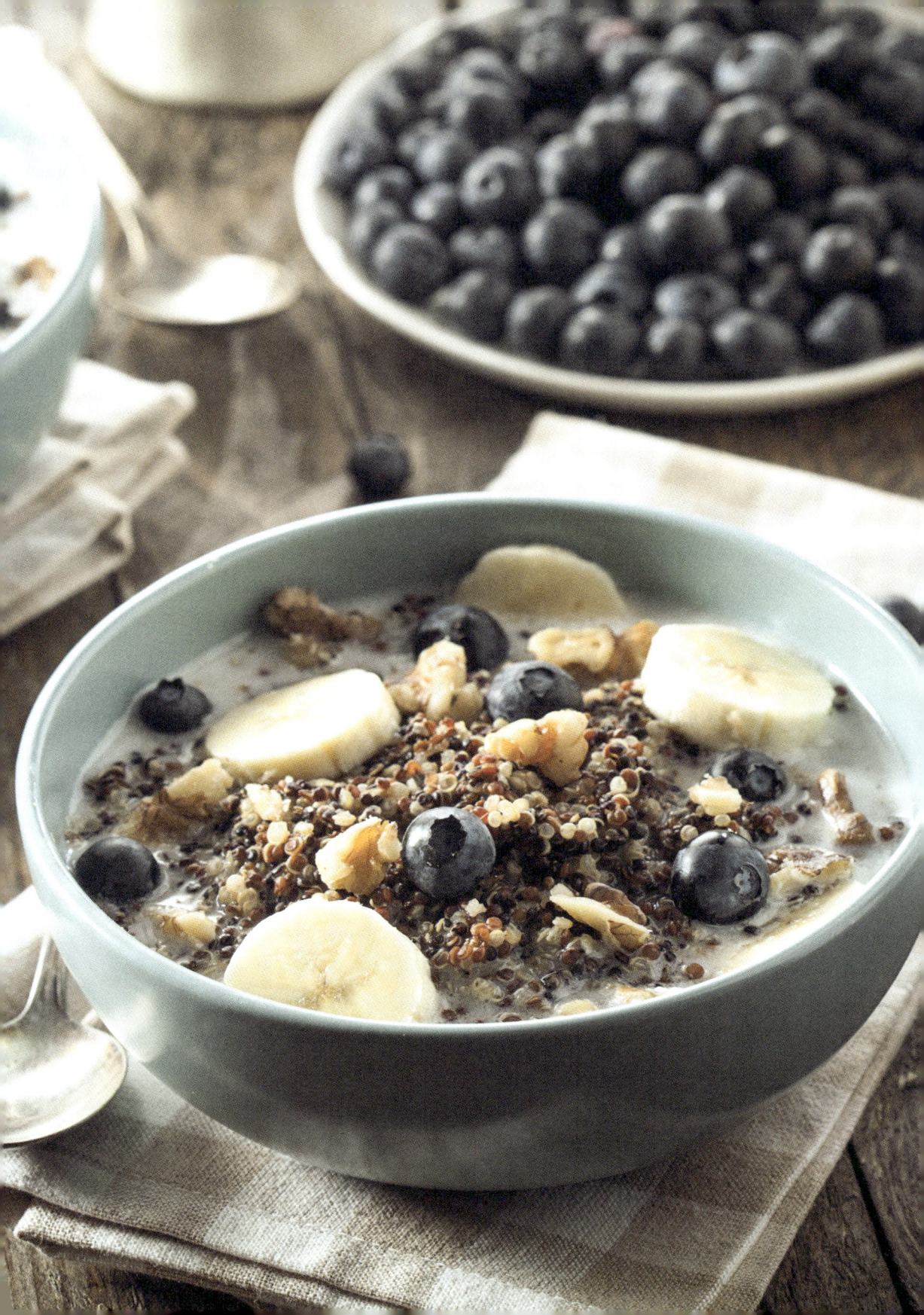

Quinoa-Porridge

2 PORTIONEN
PRO PORTION: 442 KCAL/63,6 G KH/15,5 G P/11,9 G F

ZUTATEN:

160 g bunte Quinoa
400 ml Mandeldrink
200 ml Wasser
1–2 TL Erythrit
gem. Zimt (optional)
100 g Heidelbeeren
1 Banane
2 TL gehackte Haselnüsse
1 TL Mandelsplitter

1. Quinoa in ein Sieb geben und mit lauwarmem Wasser gut durchspülen, dann abtropfen lassen.

2. Mandeldrink, Wasser und Erythrit in einen Topf geben und erwärmen, dabei gut durchrühren. Quinoa hinzufügen und alles bei mittlerer Hitze und unter gelegentlichem Umrühren ca. 20 Minuten köcheln lassen.

3. Mischung evtl. noch etwas nachsüßen und nach Belieben etwas Zimt einrühren.

4. Heidelbeeren waschen, verlesen und trocken tupfen.

5. Banane schälen und in Scheiben schneiden. Obst, Haselnüsse und Mandelsplitter auf dem Quinoa-Porridge verteilen.

Tipp:

Die zweite Portion Quinoa-Porridge kann man am nächsten Tag einfach mit etwas Flüssigkeit wie Wasser oder Mandeldrink vermischen und in einem Topf auf dem Herd erwärmen. Das Obst separat kühl lagern und dann kurz vor dem Verzehr auf das erwärmte Porridge geben..

Frühstückspizza

1 PORTION
PRO PORTION: 489 KCAL/89,4 G KH/12,3 G P/5,4 G F

ZUTATEN:

1 reife + 1 kleine Banane
50 g feine Haferflocken
1 Prise gem. Zimt
(optional)
4 EL Naturjoghurt
(1,5 % Fett)
etwas Vanillepulver
1 Prise Erythrit oder
Süßungsmittel nach
Belieben
9 Himbeeren
50 g Heidelbeeren
1 kleine Kiwi

1. Backofen auf 180 °C Umluft vorheizen.

2. Die reife Banane schälen, in einer Schüssel mit einer Gabel zerdrücken und mit den Haferflocken und, falls verwendet, dem Zimt vermischen.

3. Ein Backblech mit Backpapier auslegen und die Haferflockenmasse darauf zu einem Kreis verstreichen.

4. Pizza 15–20 Minuten im Ofen backen, dann abkühlen lassen.

5. Joghurt, Vanillepulver und Erythrit in einer Schüssel verrühren und auf den Haferflockenboden geben.

6. Beeren waschen, verlesen und trocken tupfen.

7. Kiwi und restliche Banane schälen und in Scheiben schneiden.

8. Obst dekorativ auf dem Joghurt verteilen.

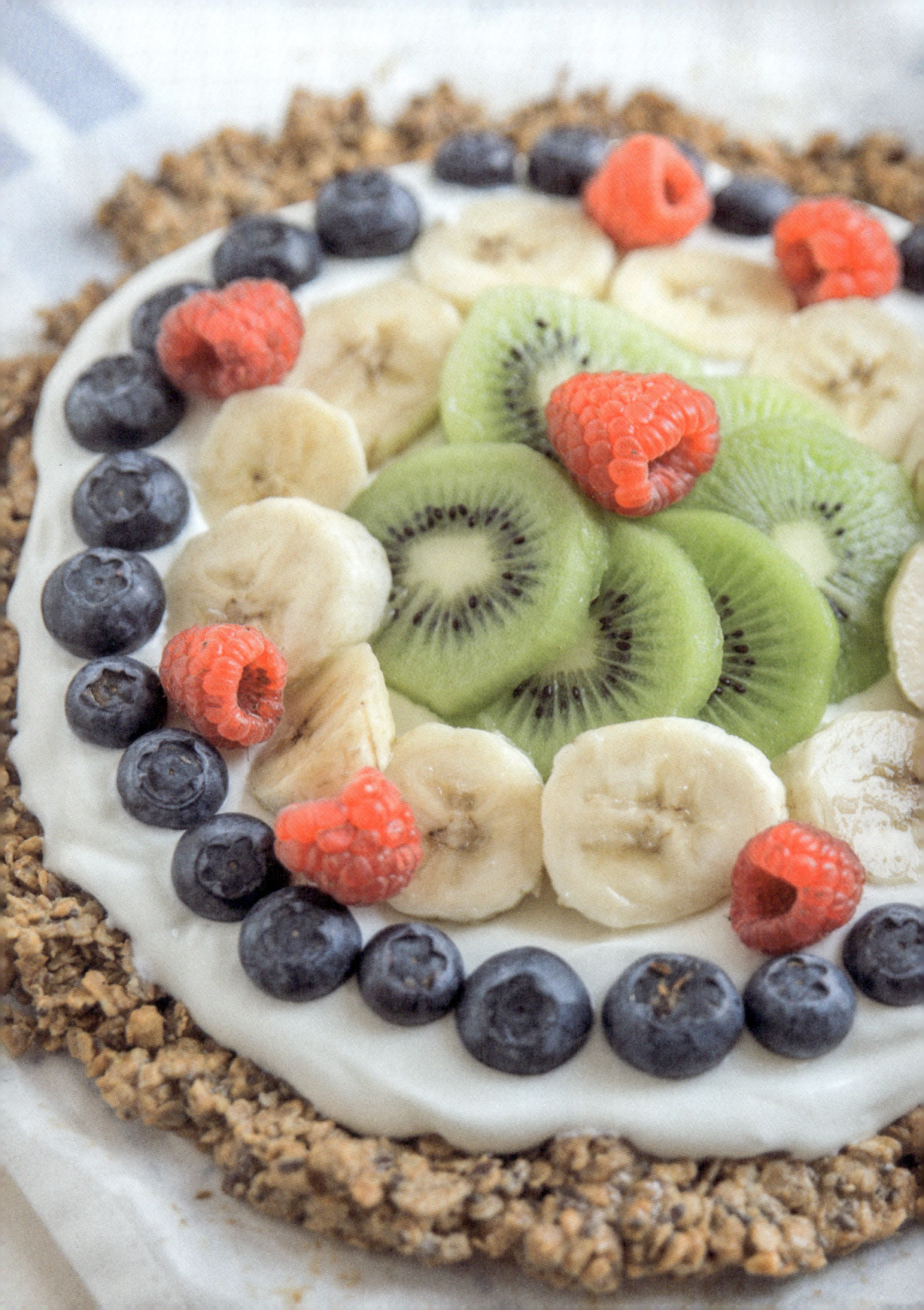

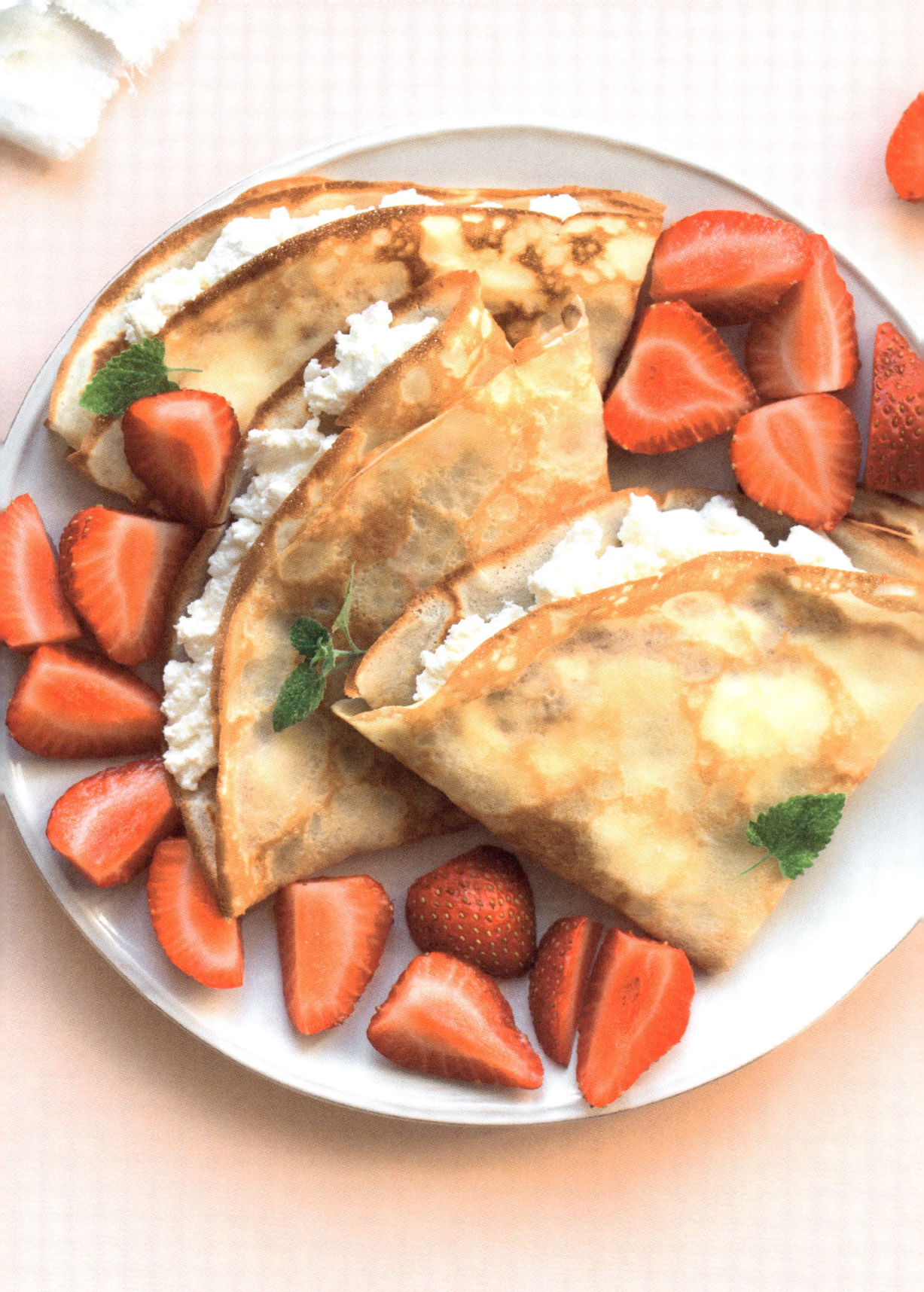

Crêpes mit Hüttenkäse und Erdbeeren

2 PORTIONEN (4 STÜCK)
PRO PORTION: 348 KCAL/19,4 G KH/ 2,1 G P/5 G F

ZUTATEN:

80 g Dinkelmehl
1 Prise Salz
1 Ei
150 ml Milch
2 EL Mineralwasser
1 TL Öl, z.B. Rapsöl, oder
  Butter
200 g körniger Frischkäse
  (0,8 % Fett)
1 TL Erythrit
1 Prise Vanillepulver
gem. Zimt (optional)
200 g Erdbeeren

1. Mehl, Salz, Ei, Milch und Mineralwasser in einer Schüssel mit dem Schneebesen verrühren.

2. Etwas Öl in einer Pfanne erhitzen, ¼ des Teiges hineingeben, zu einem Crêpe verlaufen lassen und von beiden Seiten schön goldbraun backen. Auf diese Weise 4 Pfannkuchen ausbacken.

3. Frischkäse, Erythrit, Vanillepulver und, falls verwendet, Zimt in einer Schüssel verrühren.

4. Erdbeeren waschen, trocken tupfen, entstielen und in Stücke schneiden

5. Je ¼ der Hüttenkäsemischung auf die Hälfte eines Crêpes streichen. Den Crêpe zur Hälfte und dann zu einem Viertel zusammenklappen. Vorgang bei allen Crêpes wiederholen und mit Erdbeerstücken garniert servieren.

Schoko-Chia-Pudding

2 PORTIONEN
PRO PORTION: 202 KCAL/4,1 G KH/ 9,6 G P/14 G F

ZUTATEN:

50 g Chiasamen
1 ½ EL Backkakaopulver
etwas Vanillepulver
1 TL Erythrit,
   Agavendicksaft oder
   Honig
450 ml Mandeldrink oder
   Milch
100 g Himbeeren
6 Mandelkerne

1. Chiasamen mit Kakaopulver, Vanillepulver, Süßungsmittel und Mandeldrink in eine Schüssel geben und gut verrühren. Dann 10 Minuten quellen lassen und noch mal gut durchrühren.

2. Masse auf 2 verschließbare Gläser verteilen und im Kühlschrank mindestens 3 Stunden, am besten über Nacht quellen lassen.

3. Kurz vor dem Verzehr die Himbeeren waschen, verlesen und trocken tupfen.

4. Die Mandeln grob zerkleinern und mit den Himbeeren auf dem Pudding verteilen.

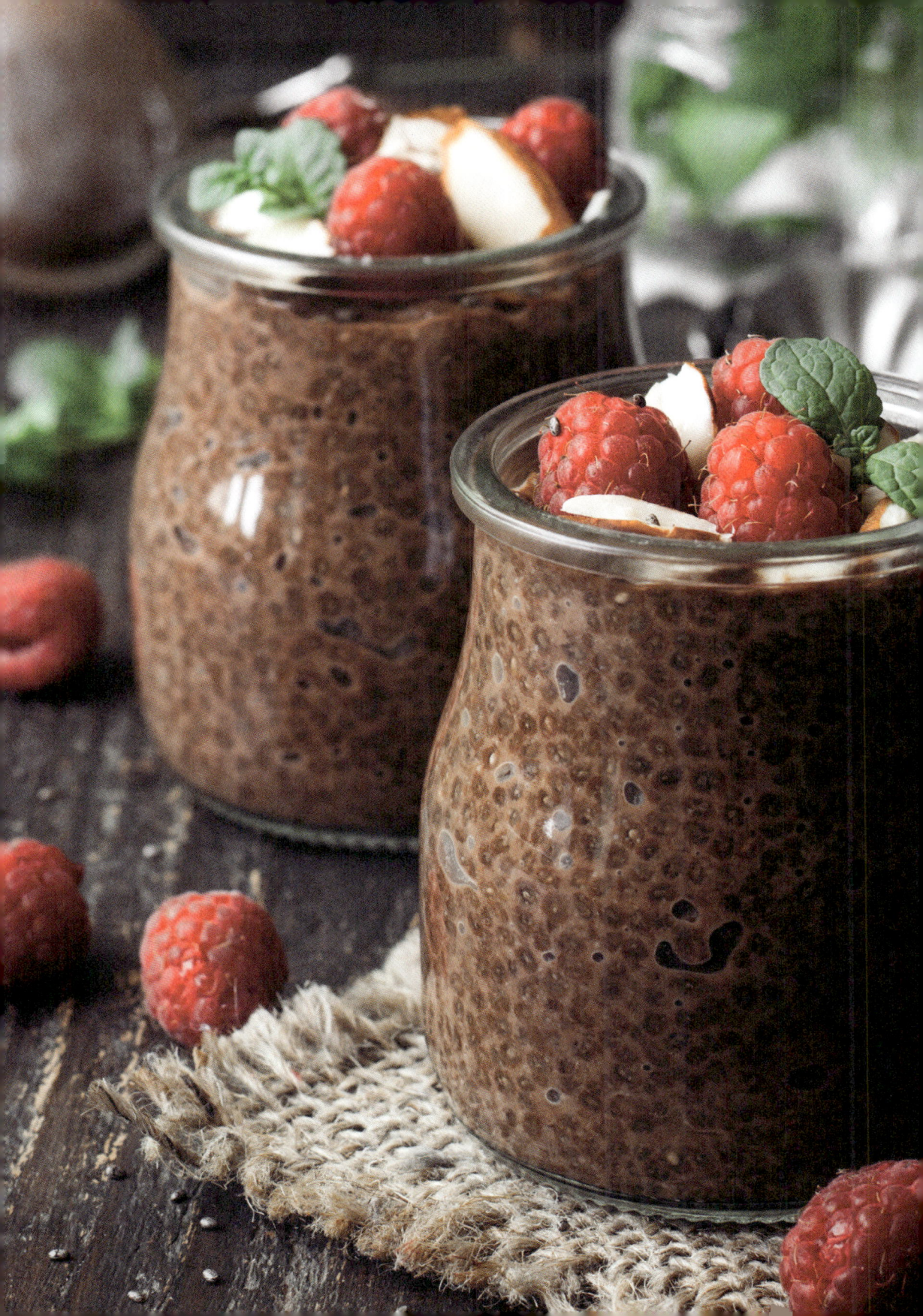

Overnight Oats mit Banane und Mandel

2 PORTIONEN
PRO PORTION: 435 KCAL/42,8 G KH/15 G P/20,2 G F

ZUTATEN:

100 g Haferflocken
240 ml Mandeldrink oder Milch
2 EL Leinsamen oder Chiasamen
2 EL gem. Mandeln
1 TL Erythrit oder Honig
1 Banane
2 TL gehackte Mandeln

1. Haferflocken, Mandeldrink, Leinsamen, gemahlene Mandeln und Süßungsmittel in einer Schüssel vermischen.

2. Mischung auf 2 Einmachgläser verteilen, diese mit einem Deckel verschließen und Masse über Nacht im Kühlschrank durchziehen lassen.

3. Vor dem Verzehr noch mal kräftig durchrühren.

4. Banane schälen und in Scheiben schneiden.

5. Oats mit Banane und gehackten Mandeln belegt genießen.

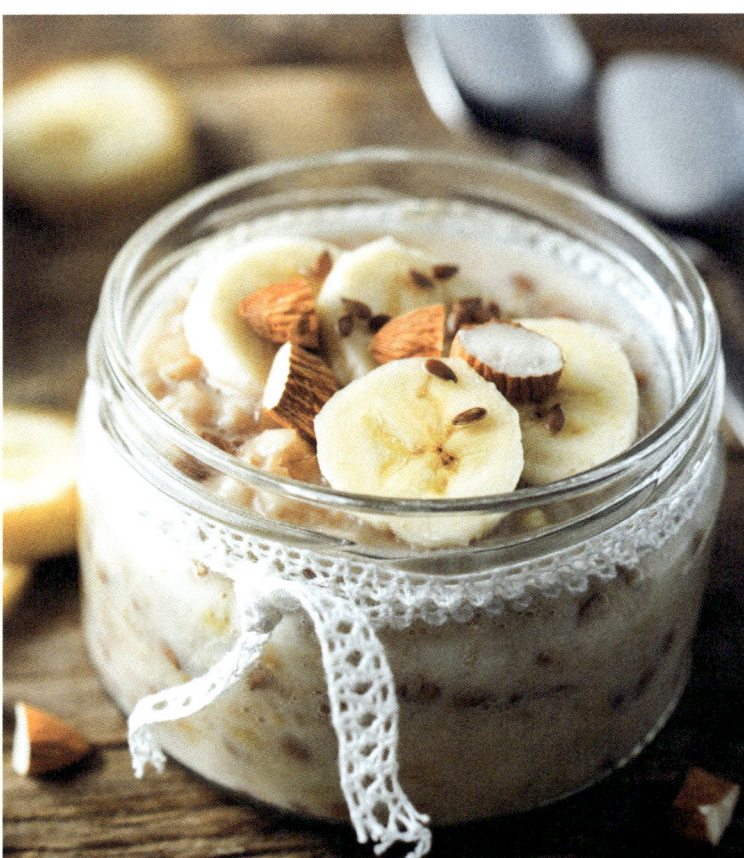

Smoothies und Smoothie-Bowls

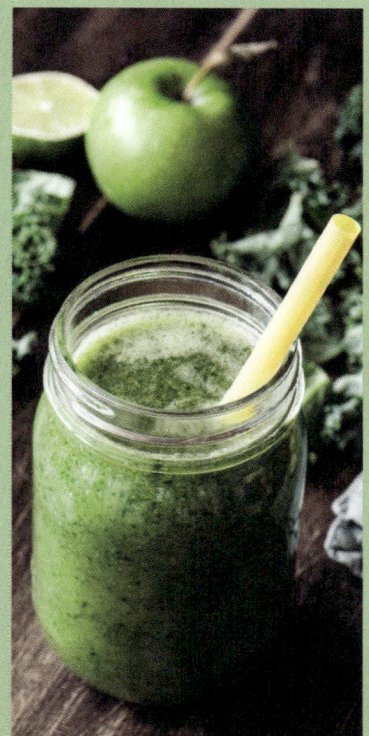
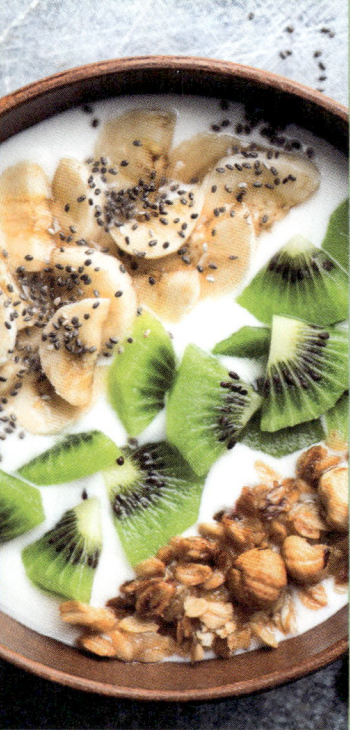
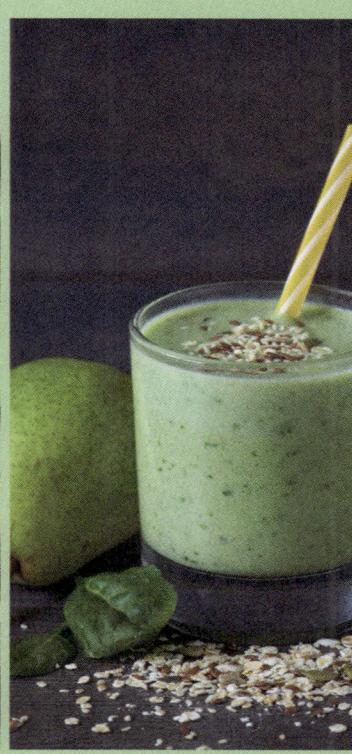

Joghurt-Frühstücks-Bowl

1 PORTION
PRO PORTION: 340 KCAL/41,5 G KH/17 G P/13 G F

ZUTATEN:

250 g Naturjoghurt
(1,5 % Fett)
1 Prise Vanillepulver
½ TL Erythrit oder
Süßungsmittel nach
Belieben
1 Kiwi
½ Banane
1 TL Nüsse, z. B. Haselnuss-
oder Walnusskerne
1 EL Granola oder
Haferflocken
½ TL Chiasamen

1. Joghurt, Vanillepulver und Süßungsmittel in einer Schüssel vermischen.

2. Kiwi schälen und erst in Scheiben und dann in Viertel schneiden.

3. Banane schälen, der Länge nach halbieren und dann Scheiben abschneiden.

4. Nüsse grob hacken.

5. Joghurt mit Granola, Nüssen, Kiwi und Banane belegen.

6. Chiasamen über die Bananenstücke streuen.

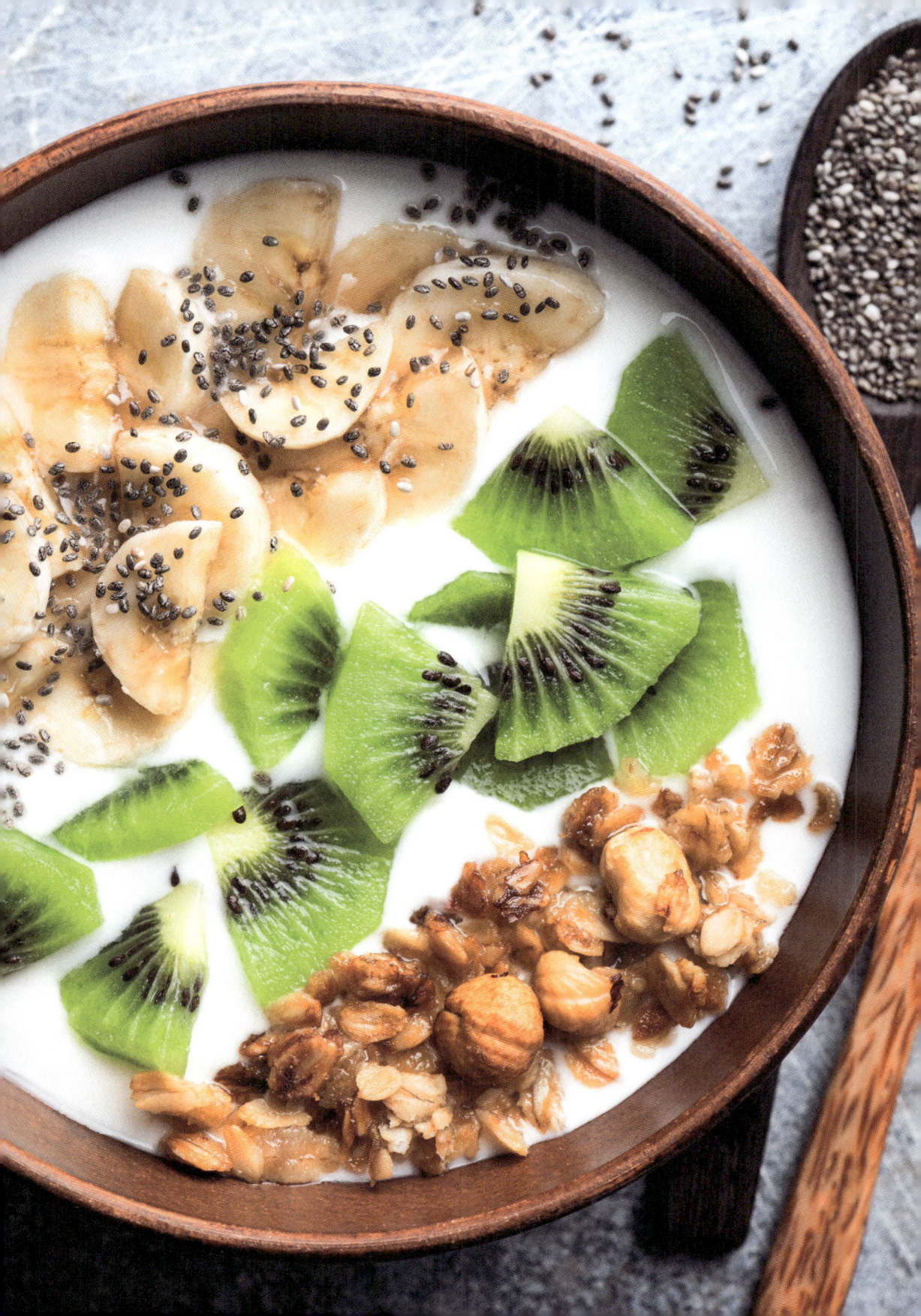

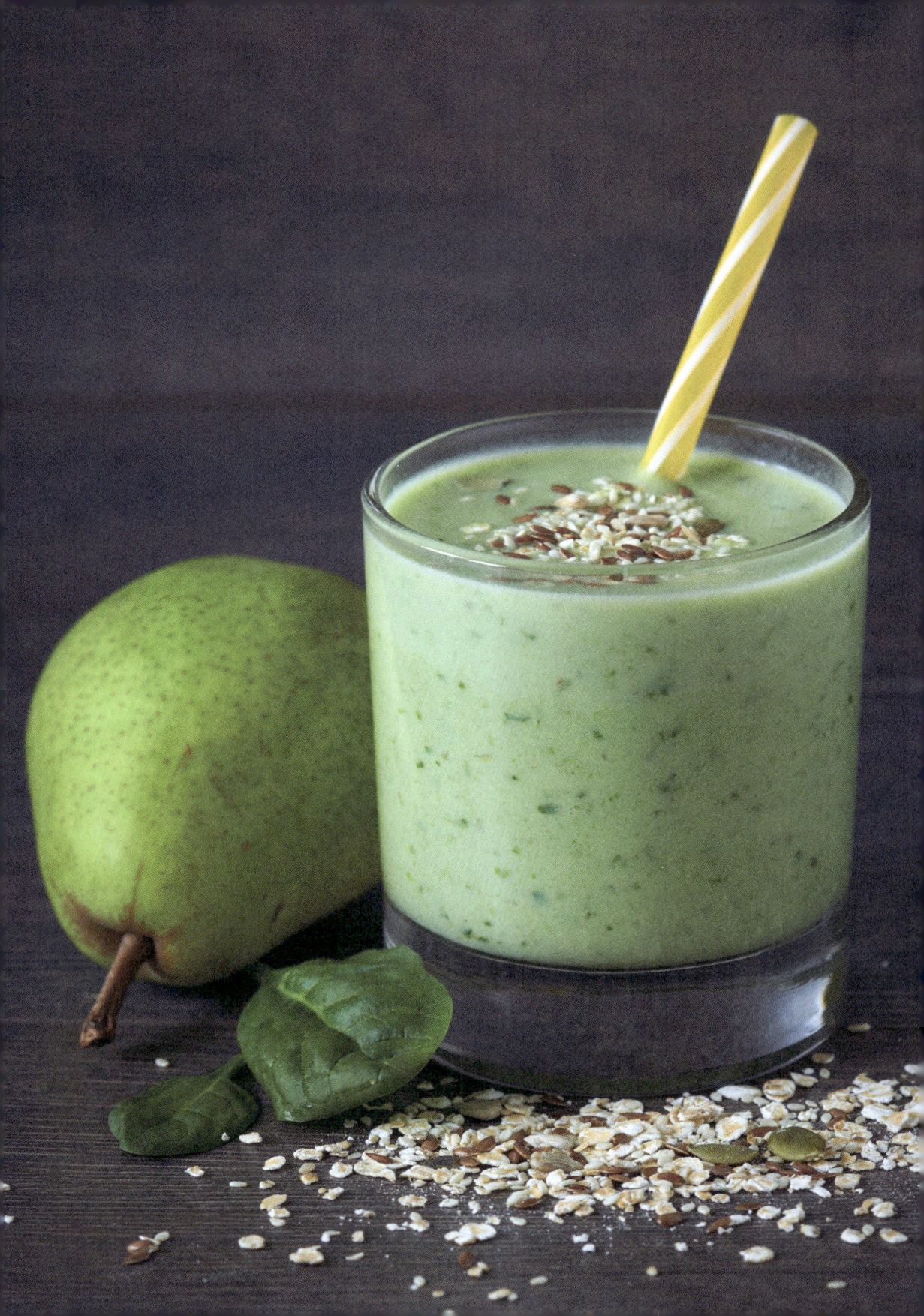

Birnen-Smoothie

1 PORTION
PRO PORTION: 275 KCAL/52 G KH/7 G P/4,1 G F

ZUTATEN:

- 100 g Blattspinat
- 1 kleine Birne
- 1 Banane
- 1 TL Leinsamen
- 1 EL Haferflocken
- 2 EL Limetten- oder Zitronensaft
- 2–3 EL Flüssigkeit, z. B. kaltes Wasser oder Mandeldrink

1. Blattspinat waschen, verlesen und abtropfen lassen.
2. Birne waschen, das Kerngehäuse entfernen und das Fruchtfleisch klein schneiden.
3. Banane schälen und halbieren.
4. Alle Zutaten in einen Mixer geben und pürieren.

Tipp:

Du kannst den Smoothie mit Leinsamen, Haferflocken oder Kernen nach Wahl bestreuen. Anstatt Birne passt auch gut 1 Apfel (Granny Smith oder Braeburn).

Grünkohl-Smoothie

1 PORTION
PRO PORTION: 255 KCAL/57,8 G KH/4,2 G P/1,4 G F

ZUTATEN:

1–2 Blätter Grünkohl
1 Apfel, z.B. Granny Smith
1 Banane
2 EL Limettensaft

1. Grünkohl waschen, trocken schütteln und klein schneiden.

2. Apfel waschen, Kerngehäuse entfernen und Fruchtfleisch in grobe Stücke schneiden.

3. Banane schälen und halbieren.

4. Alle Zutaten in einen Mixer geben und pürieren.

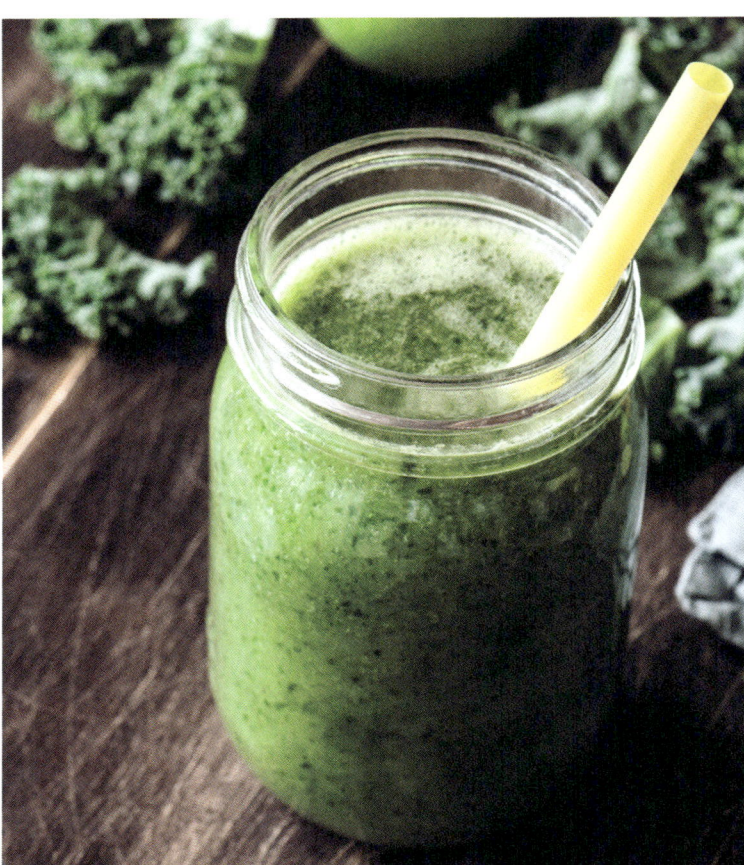

Salate und Suppen

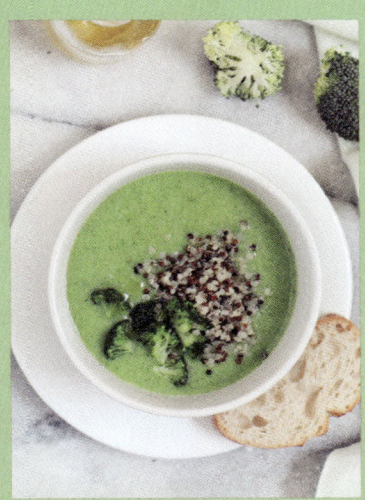

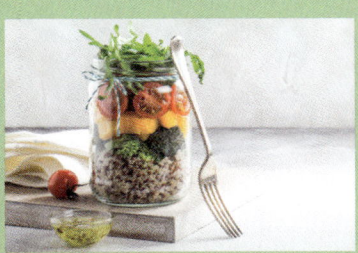

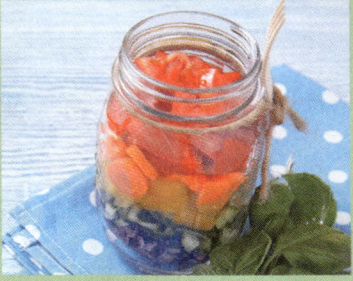

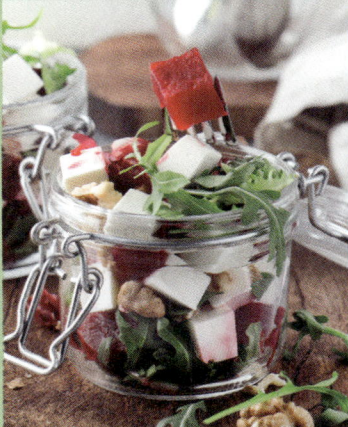

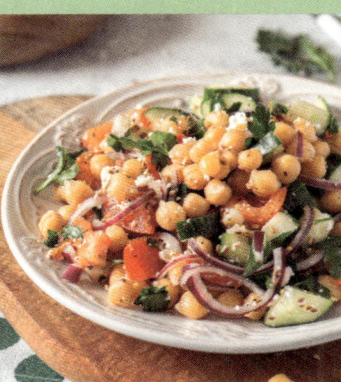

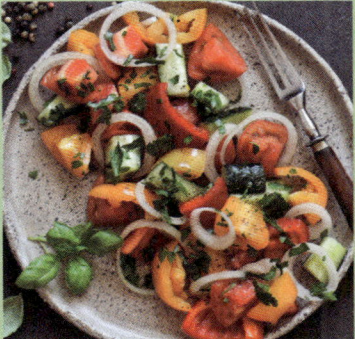

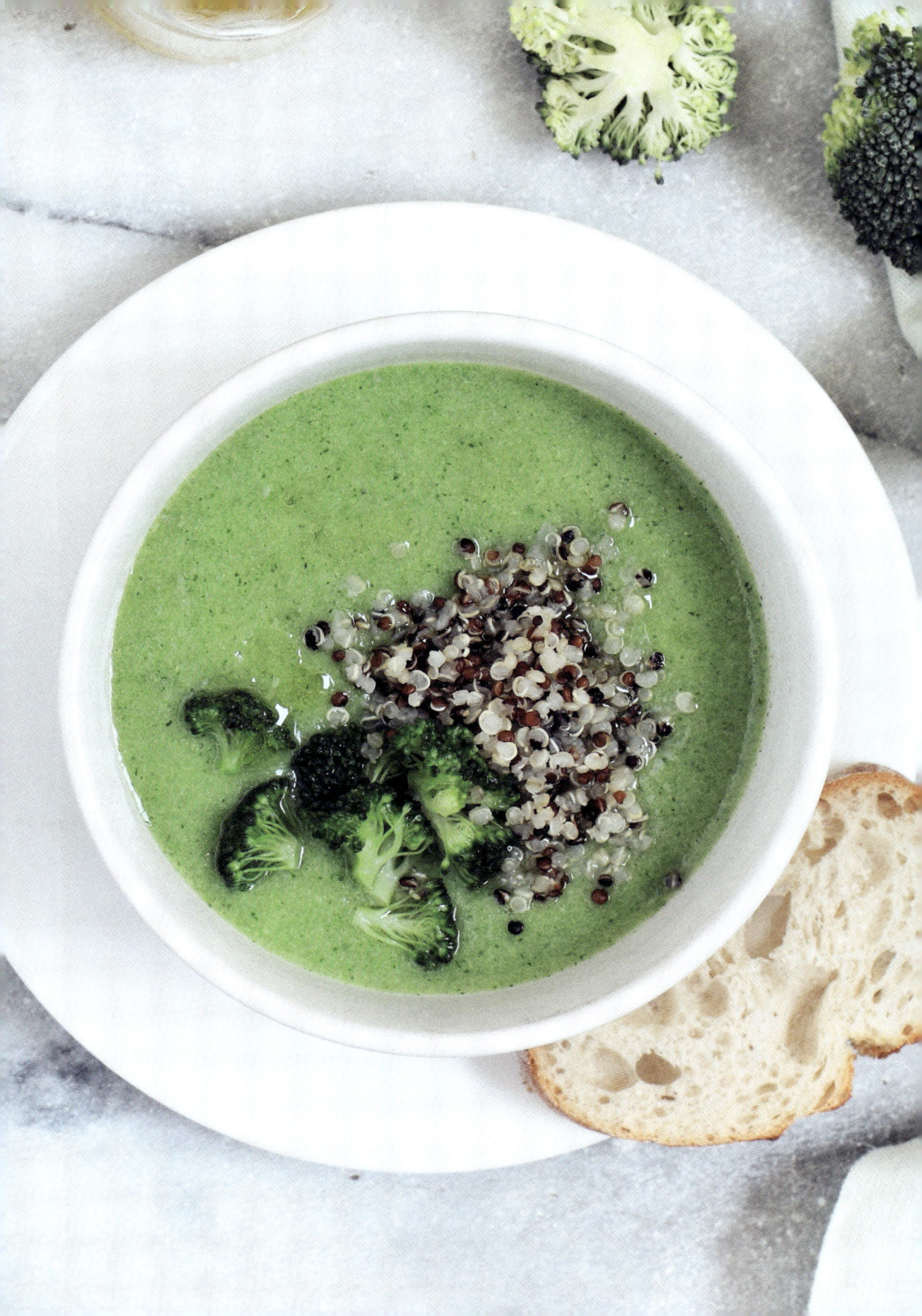

Brokkolisuppe mit bunter Quinoa

FÜR 2 PORTIONEN
PRO PORTION: 292 KCAL/41,9 G KH/12,5 G P/6 G F

ZUTATEN:

100 g bunte Quinoa
600 ml Gemüsebrühe
300 g Brokkoli
80 g Kartoffeln
1 TL Öl, z. B. Olivenöl
Salz, Pfeffer

1. Quinoa in ein Sieb geben, mit warmem Wasser gut durchspülen und abtropfen lassen.

2. Mit 200 ml Gemüsebrühe in einen Kochtopf geben und aufkochen lassen. Dann die Hitze reduzieren und Quinoa etwa 15 Minuten lang mit geschlossenem Deckel köcheln lassen, bis sie gar ist und das Wasser aufgenommen wurde. Kochtopf von der Herdplatte nehmen, Deckel abnehmen und Quinoa auflockern und abkühlen lassen.

3. Gemüse waschen und putzen. Brokkoli in kleine Röschen teilen, Kartoffeln schälen und klein würfeln.

4. Öl in einem Topf erhitzen und Brokkoli und Kartoffel darin kurz andünsten.

5. Die restliche Gemüsebrühe zugießen und alles ca. 20 Minuten köcheln lassen, bis das Gemüse weich ist. Eventuell etwas Brokkoli für das Topping der Suppe beiseite legen.

6. Die Suppe mit dem Stabmixer pürieren und mit Salz und Pfeffer abschmecken.

7. Auf 2 Portionen aufteilen und jeweils mit Quinoa und Brokkoli garnieren.

Bunter Quinoa-Salat
im Glas

2 PORTIONEN
PRO PORTION: 378 KCAL/44,7 G KH/12,8 G P/13,3 G F

ZUTATEN:

100 g bunte Quinoa
200 ml + 3 EL
    Gemüsebrühe
½ Brokkoli
1 gelbe Paprikaschote
8 Kirschtomaten
1 Handvoll Rucola
1 Stängel Petersilie
½ Schalotte
4 EL Essig, z. B. Balsamico
    bianco
½ TL mittelscharfer Senf
Salz, Pfeffer
1 Prise Erythrit oder
    Süßungsmittel nach
    Belieben
2 EL Öl, z. B. Olivenöl

1. Quinoa in ein Sieb geben, mit warmem Wasser gut durchspülen und abtropfen lassen.

2. Zusammen mit 200 ml Gemüsebrühe in einen Kochtopf geben und aufkochen lassen. Hitze reduzieren und Quinoa etwa 15 Minuten lang mit geschlossenem Deckel köcheln lassen, bis sie gar ist und das Wasser aufgenommen wurde. Kochtopf von der Herdplatte nehmen, Deckel abnehmen und Quinoa auflockern und abkühlen lassen.

3. Brckkoli waschen, putzen und in Röschen teilen.

4. Paprika waschen, putzen und klein würfeln.

5. Kirschtomaten waschen und halbieren.

6. Rucola und Petersilie waschen und trocken schütteln. Rucola verlesen und evtl. etwas kleiner zupfen. Petersilie hacken.

7. Quinoa, Brokkoli, Paprika, Tomaten und Rucola schichtweise auf 2 große Einmachgläser (500 ml) verteilen.

8. Schalotte abziehen und in kleine Würfel schneiden.

9. Zusammen mit Petersilie und den restlichen Zutaten in einer Schüssel zu einem Dressing vermischen und in einen separaten Behälter umfüllen (Dressing ergibt 2 Portionen).

10. Salat und Dressing bis zum Verzehr in den Kühlschrank stellen und erst kurz vor dem Verzehr vermischen.

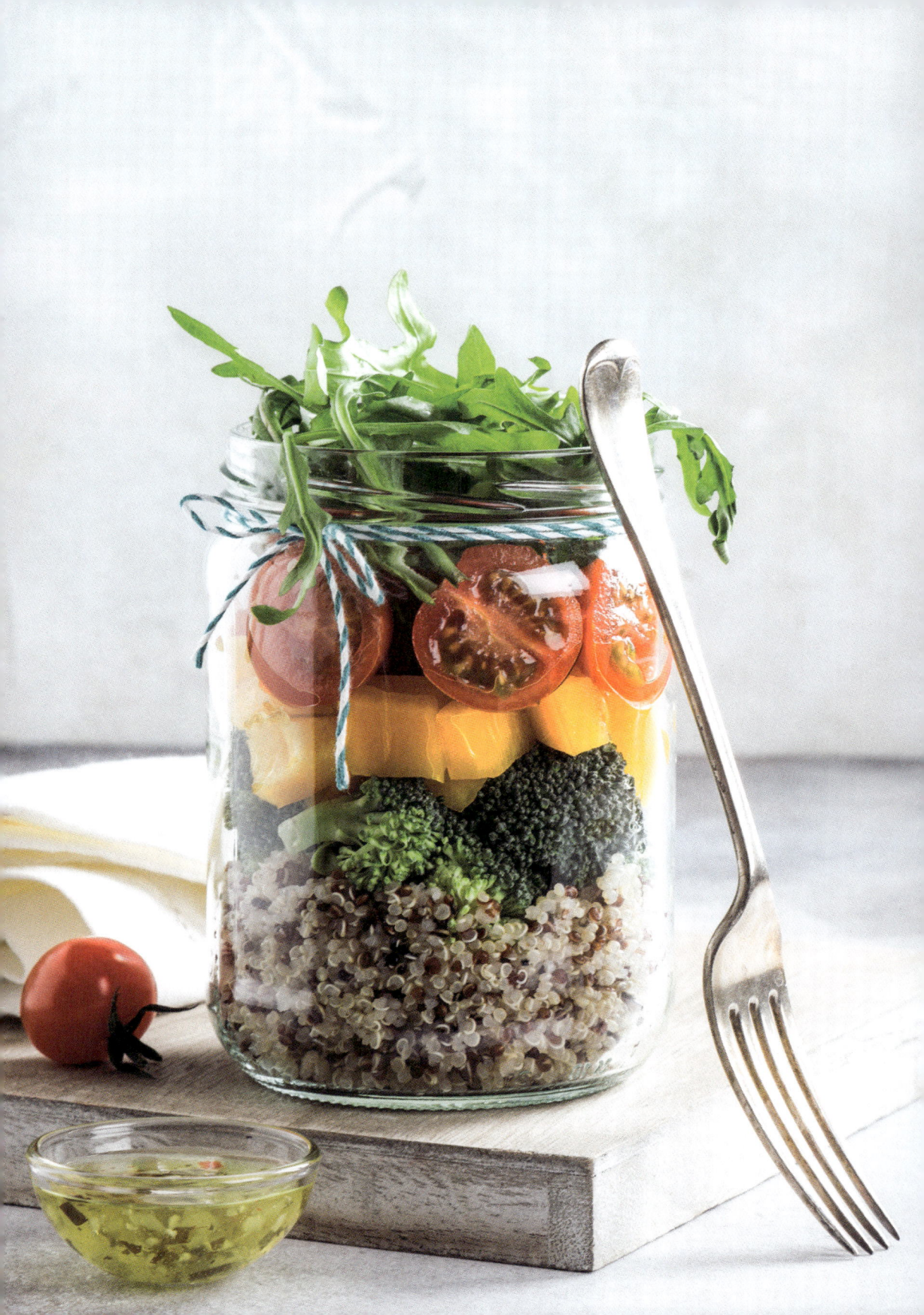

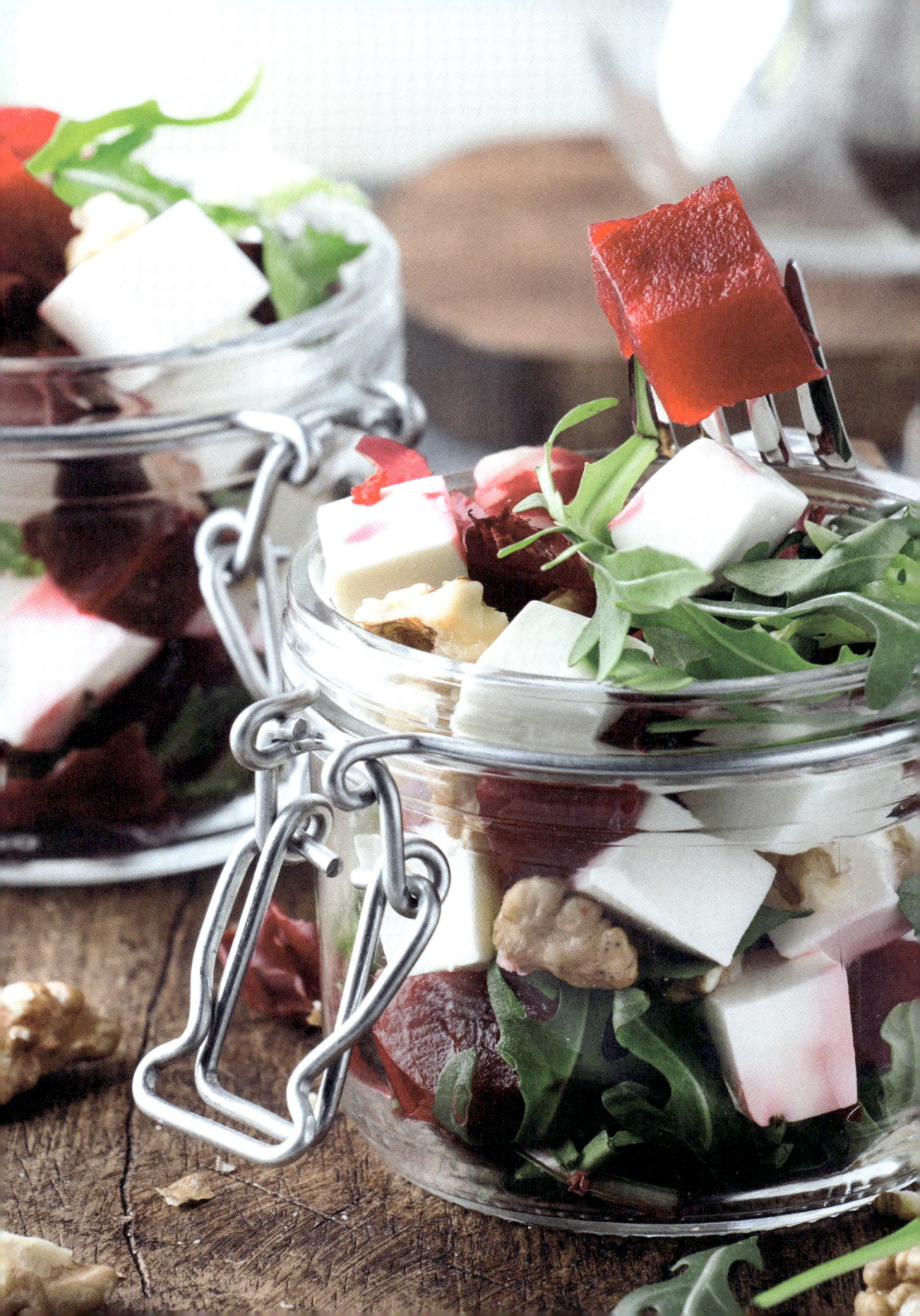

Rote-Bete-Schafskäse-Salat

FÜR 2 PORTIONEN
PRO PORTION: 330 KCAL/26,3 G KH/28,5 G P/44,5 G F

ZUTATEN:

1 Handvoll Rucola

1 Handvoll Radicchio

250 g Rote Bete
(gekocht, vakuumiert)

100 g Schafskäse
(9 % Fett)

1 EL Walnusskerne

3 EL Essig, z. B. Balsamico
bianco

1 EL Wasser

2 EL Öl, z. B. Olivenöl

Salz, Pfeffer

1 Prise Erythrit oder
Süßungsmittel nach
Belieben

1. Rucola und Radicchio waschen, verlesen, trocken schütteln und klein zupfen.

2. Rote Bete abtropfen lassen und in Würfel schneiden.

3. Schafskäse ebenfalls würfeln.

4. Walnusskerne kleiner brechen oder hacken.

5. Salat, Rote Bete, Schafskäse und Walnusskerne in einer Schüssel vermengen.

6. Essig, Wasser, Öl, Salz, Pfeffer und Erythrit in einer Schüssel verrühren und danach auf 2 große Einmachgläser (500 ml) verteilen.

7. Jeweils 1 Portion Salat einfüllen, die Gläser verschließen und in den Kühlschrank stellen.

Tipp:

Vor dem Verzehr das Glas schütteln, damit sich das Dressing gut mit dem Salat vermischt. Dazu schmeckt z. B. das Eiweißbrot von S. 182.

Waldorf-Salat

FÜR 1 PORTION
PRO PORTION: 259 KCAL/27,6 G KH/6,3 G P/14,2 G F

ZUTATEN:

1 roter Apfel
1 Stange Sellerie mit Grün
3 Walnusskerne
30 g helle, kernlose
   Weintrauben
4 EL Naturjoghurt
   (1,5 % Fett)
1 TL Öl, z.B. Walnussöl
2 EL Zitronensaft
Salz, Pfeffer

1. Apfel waschen, entkernen und in Stücke schneiden.

2. Sellerie waschen, putzen und in dünne Scheiben schneiden.

3. Walnusskerne kleiner brechen oder hacken.

4. Trauben waschen.

5. Joghurt, Öl und Zitronensaft verrühren und in einer Schüssel mit Apfel, Sellerie, Trauben und Walnusskernen vermischen.

6. Salat mit Salz und Pfeffer abschmecken.

Tipp:

Stangensellerie-Sticks mit einem leichten Dip oder einer Joghurtsauce sind ein toller kalorienarmer Snack für zwischendurch.

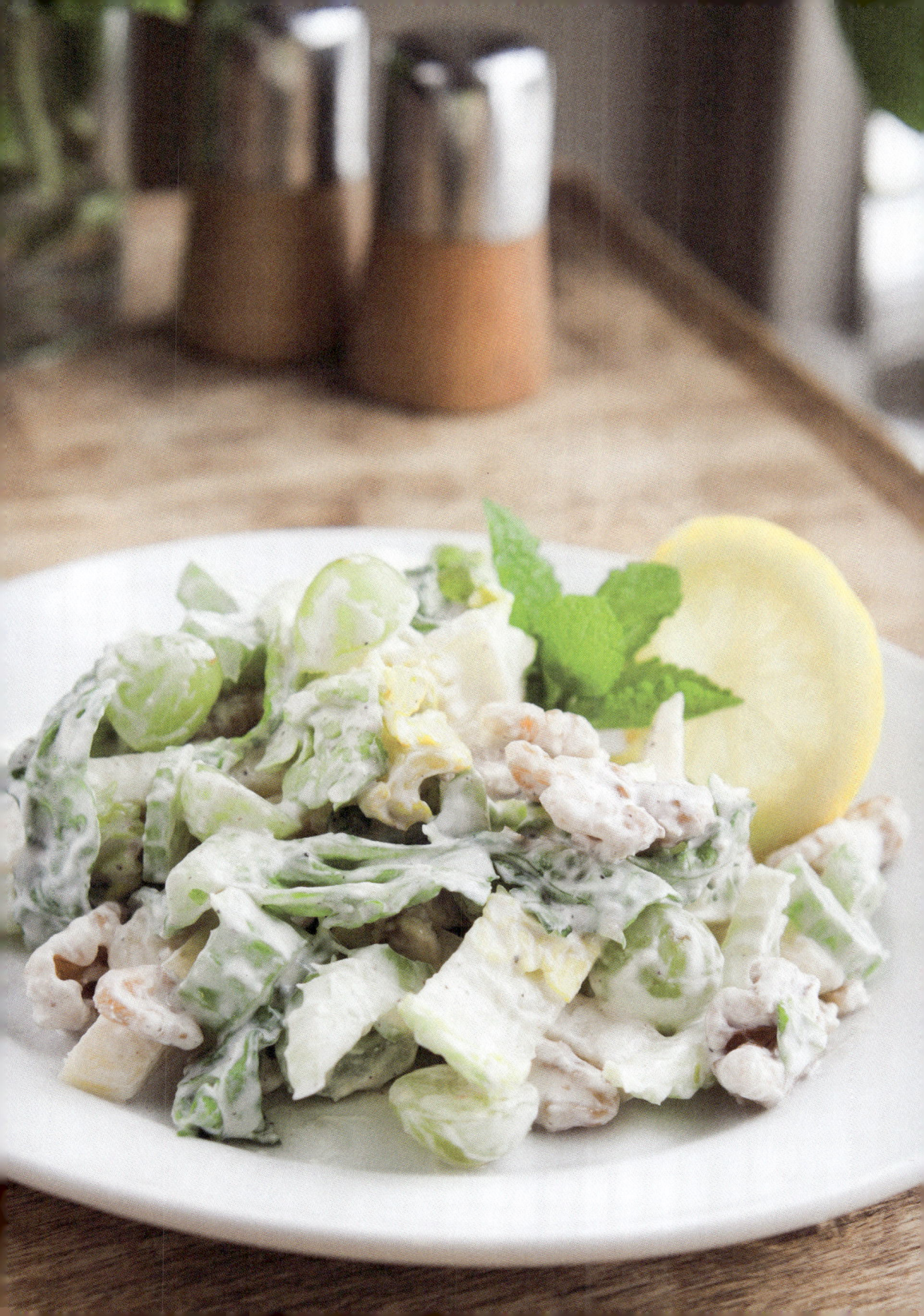

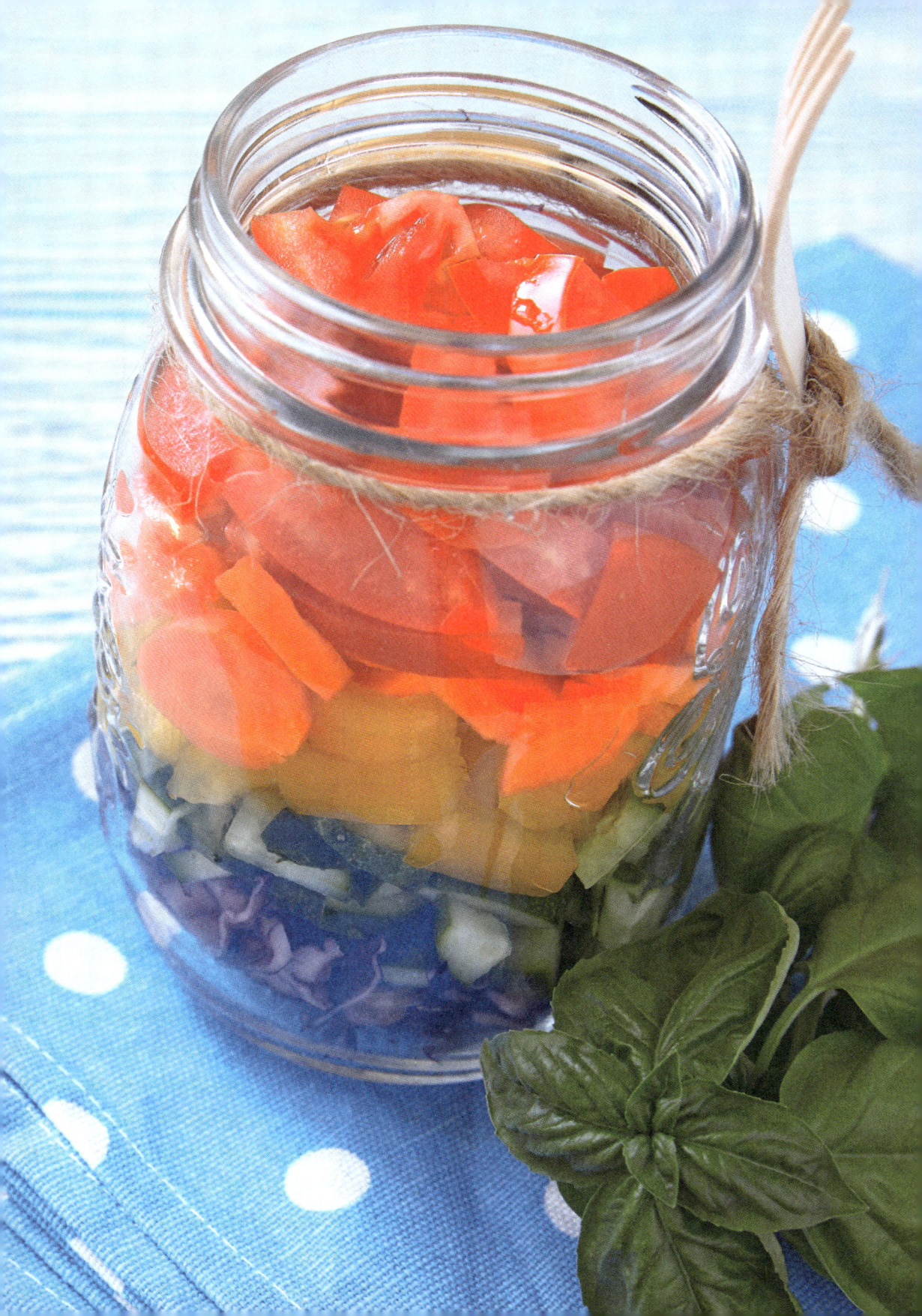

Regenbogen-Salat im Glas

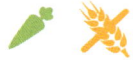

FÜR 2 PORTIONEN
PRO PORTION: 201 KCAL/17,2 G KH/4,3 G P/10 G F

ZUTATEN:

150 g Rotkohl
170 g Salatgurke
1 gelbe Paprikaschote
1–2 Karotten (ca. 150 g)
2 Tomaten
1 Stängel Basilikum
3 EL Essig, z. B. Balsamico bianco
1 EL Wasser
2 EL Öl, z. B. Olivenöl
Salz, Pfeffer
1 Prise Erythrit oder Süßungsmittel nach Belieben

1. Rotkohl putzen, waschen und klein schneiden.

2. Das restliche Gemüse ebenfalls waschen und putzen.

3. Die Salatgurke erst in Scheiben und dann noch kleiner schneiden

4. Die Paprika in Stücke und die Karotte in Scheiben schneiden.

5. Bei den Tomaten den Stielansatz entfernen, danach das Fruchtfleisch in Streifen oder Stücke schneiden.

6. Basilikum waschen, trocken schütteln, Blätter abzupfen und hacken.

7. Essig, Wasser, Öl, Salz, Pfeffer und Erythrit in einer Schüssel mit dem Basilikum zu einem Dressing verrühren.

8. Das bunte Gemüse in 2 große Einmachgläser (400 ml) einschichten: erst Rotkohl, dann Gurke, Paprika, Karotte und Tomate.

9. Das Dressing auf die beiden Gläser verteilen und diese verschließen. Bis zum Verzehr im Kühlschrank aufbewahren.

Kichererbsen-Salat

FÜR 1 PORTION
PRO PORTION: 451 KCAL/40 G KH/27,3 G P/15,5 G F

ZUTATEN:

220 g Kichererbsen
  (aus der Dose)
1 Tomate
100 g Salatgurke
2 Stängel Petersilie
½ rote Zwiebel
50 g Schafskäse
  (9 % Fett; optional)
2 EL Zitronensaft
1 TL Öl, z.B. Olivenöl
1 Prise Erythrit oder
  Süßungsmittel nach
  Belieben
Salz, Pfeffer

1. Kichererbsen in ein Sieb abgießen und gut abtropfen lassen.

2. Tomate und Gurke waschen, putzen, Stielansatz der Tomate entfernen und beides in kleine Stücke schneiden.

3. Petersilie waschen, trocken schütteln und hacken.

4. Zwiebel abziehen und in dünne Scheiben schneiden.

5. Die vorbereiteten Zutaten in einer Schüssel vermengen.

6. Den Schafskäse über den Salat krümeln.

7. Zitronensaft, Öl, Erythrit, Salz und Pfeffer hinzufügen und alles gut durchmischen, dann ca. 10 Minuten ziehen lassen.

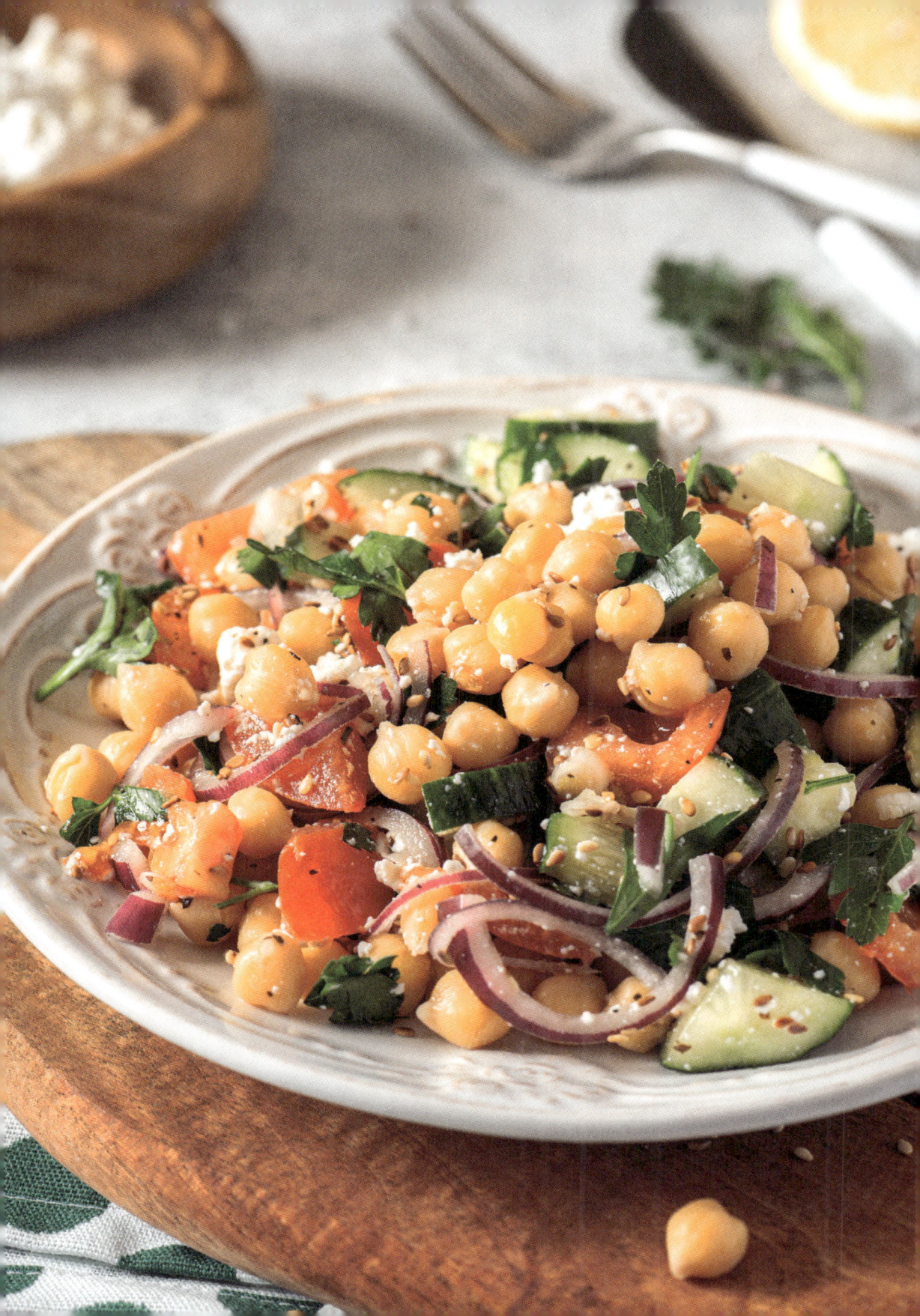

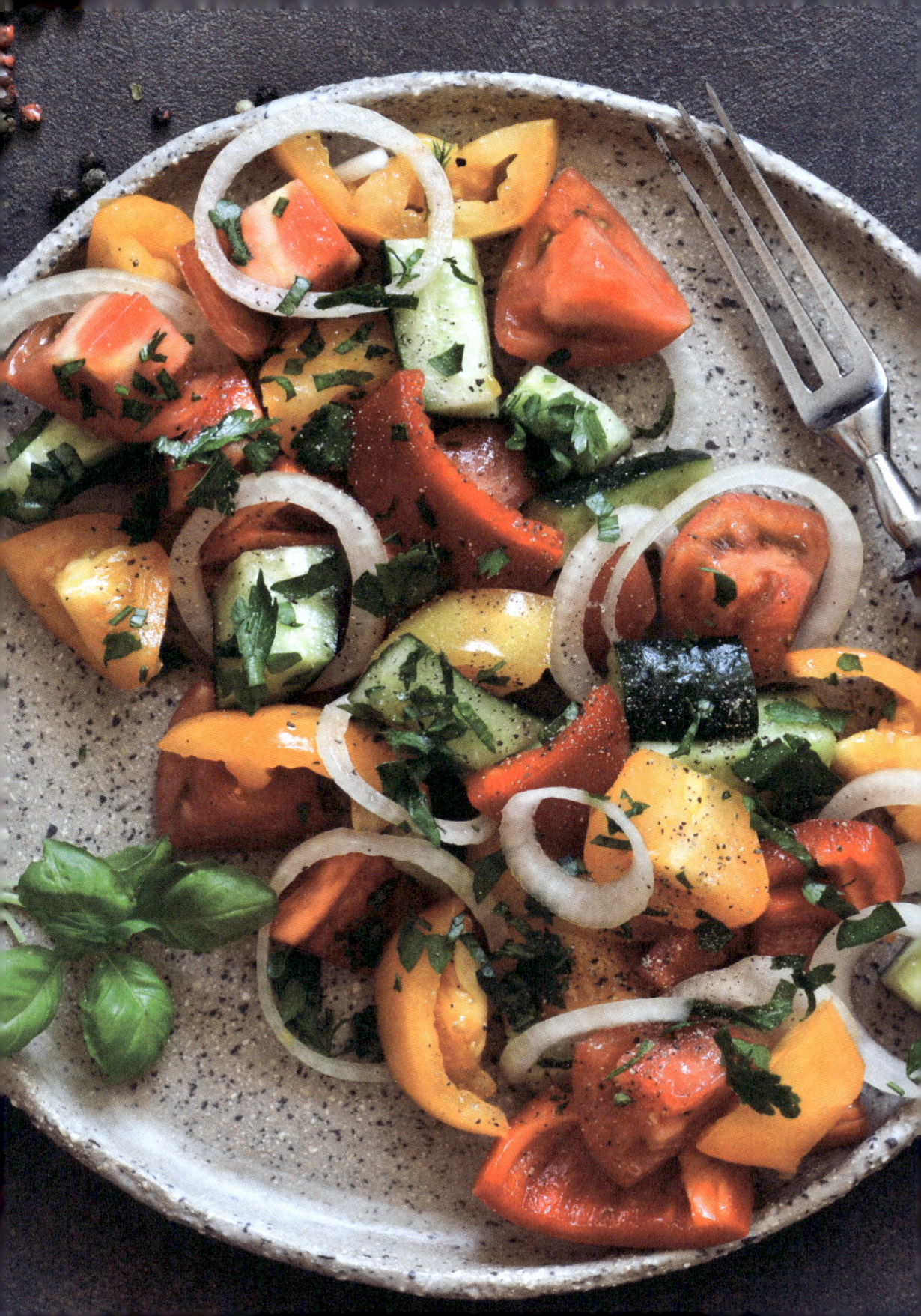

Tomaten-Paprika-Salat

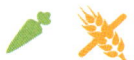

FÜR 1 PORTION
PRO PORTION: 268 KCAL/29,6 G KH/6,7 G P/10,9 G F

ZUTATEN:

2 Tomaten
½ kleine Salatgurke
1 rote Paprikaschote
1 gelbe Paprikaschote
1 kleine Zwiebel oder
  Schalotte
1 Stängel Petersilie
1 Stängel Basilikum
2 EL Essig, z.B. Balsamico
  bianco
1 EL Öl, z.B. Olivenöl
1 Prise Erythrit oder
  Süßungsmittel nach
  Belieben
Salz
grober, bunter Pfeffer

1. Gemüse waschen und putzen.

2. Bei den Tomaten den Stielansatz entfernen. Gurke, Tomaten und Paprika in Stücke schneiden.

3. Zwiebel abziehen und in Scheiben schneiden. Mit dem Gemüse in einer Schüssel vermengen.

4. Kräuter waschen, trocken schütteln und hacken.

5. Essig, Öl, Erythrit und Kräuter zum Salat geben und alles gut vermischen.

6. Mit Salz und Pfeffer abschmecken.

Gurkensalat

FÜR 1 PORTION
PRO PORTION: 101 KCAL/13,5 G KH/4,1 G P/1,4 G F

ZUTATEN:

- 1 Salatgurke (ca. 300 g)
- ¼ rote Zwiebel
- 1 Stängel Dill
- 1 EL Essig, z.B. Balsamico bianco
- 2 EL Naturjoghurt (1,5 % Fett)
- 1 Prise Erythrit oder Süßungsmittel nach Belieben
- Salz, Pfeffer

1. Salatgurke waschen, putzen und in feine Scheiben. hobeln oder in Scheiben schneiden und diese halbieren.

2. Zwiebel abziehen und in Scheiben schneiden.

3. Dill waschen, trocken schütteln und hacken.

4. Alle Zutaten in einer Schüssel vermischen und Salat mit Salz und Pfeffer abschmecken.

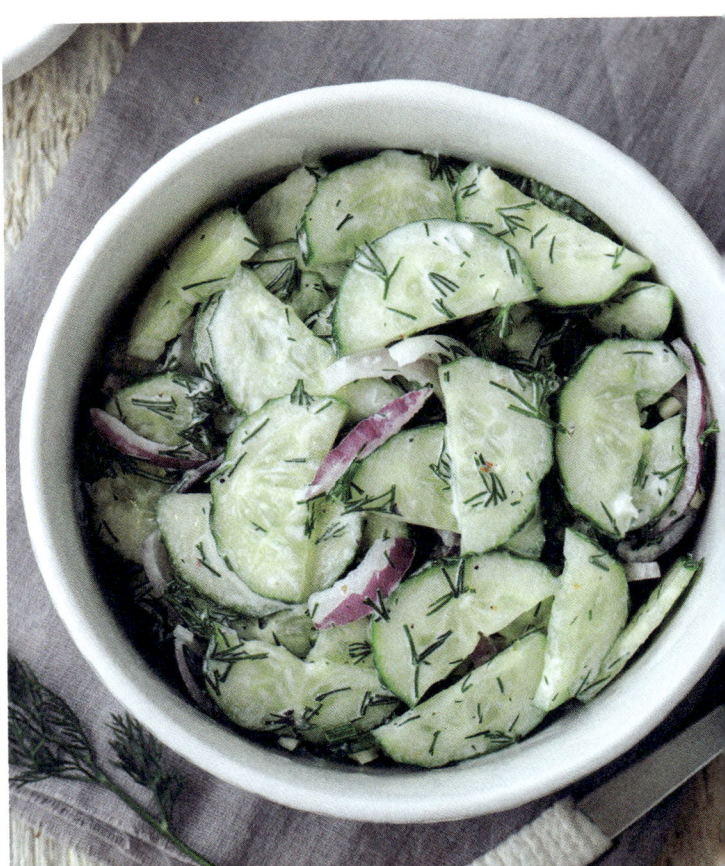

Vegetarisch

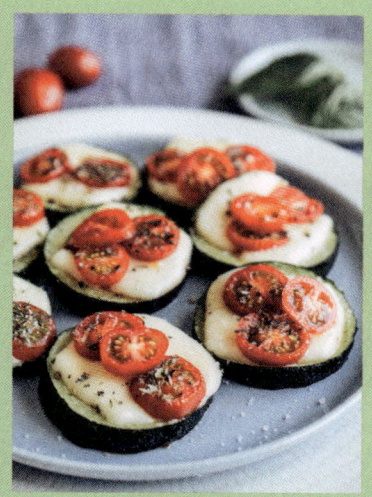

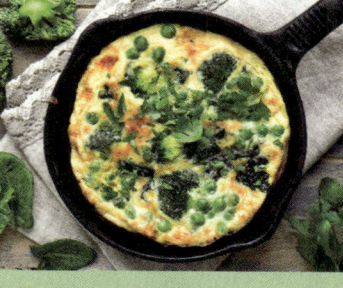

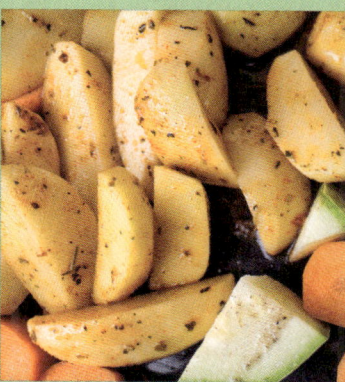

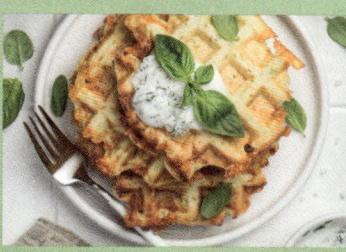

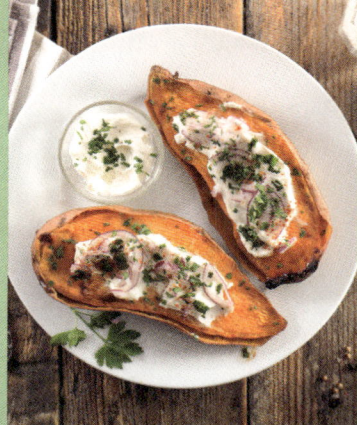

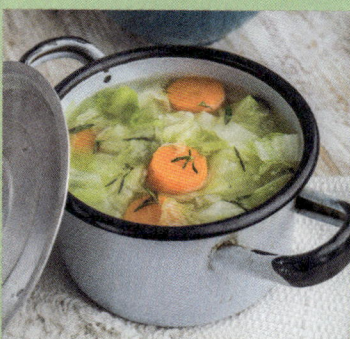

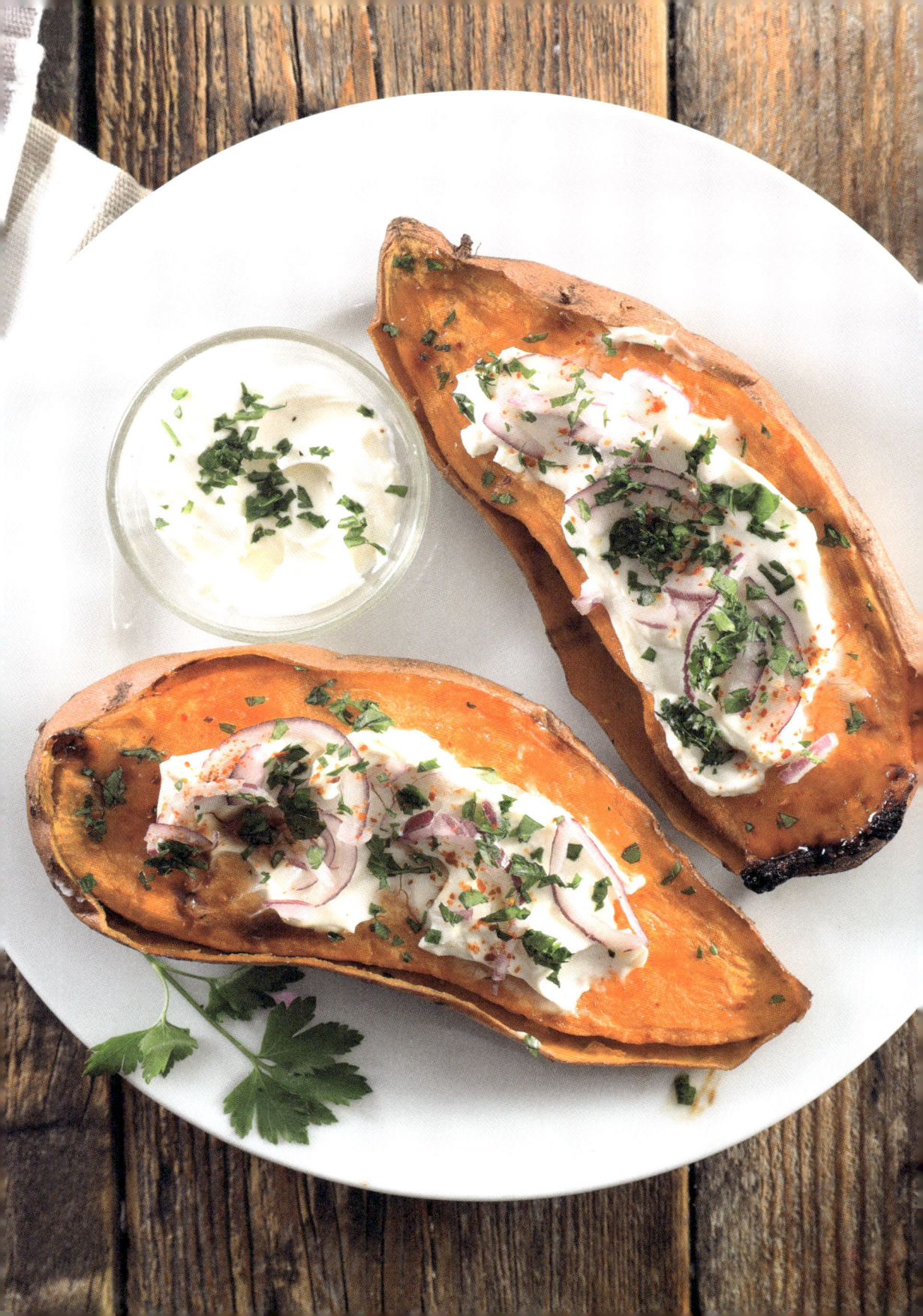

Gebackene Süßkartoffeln mit Sour Cream

FÜR 1 PORTION
PRO PORTION: 545 KCAL/88,3 G KH/26,1 G P/10,3 G F

ZUTATEN:

1 Süßkartoffel (ca. 400 g)
1 TL Öl, z. B. Olivenöl
4 Stängel Petersilie
150 g Magerquark
50 g saure Sahne
  (10 % Fett)
Salz, Pfeffer
½ kleine rote Zwiebel
etwas gem. Kreuzkümmel
etwas Cayennepfeffer

1. Backofen auf 180 °C Umluft vorheizen.

2. Süßkartoffel waschen, abtrocknen und halbieren.

3. Die Süßkartoffelhälften rundherum mit Öl bepinseln, dann mit der Schnittseite nach oben auf ein mit Backpapier belegtes Blech legen und 40–45 Minuten im Ofen backen.

4. Währenddessen Petersilie waschen, trocken schütteln und hacken.

5. Magerquark, saure Sahne und die Hälfte der Petersilie in einer Schüssel verrühren und mit Salz und Pfeffer abschmecken.

6. Zwiebel abziehen und in dünne Scheiben schneiden.

7. Süßkartoffel aus dem Ofen nehmen und nach Belieben mit Salz, Pfeffer, Kreuzkümmel und Cayennepfeffer würzen.

8. Mit der Sour Cream bestreichen, die Zwiebelscheiben und die restliche Petersilie darauf verteilen.

Tipp:

Bereite das Eiweißbrot (S. 182) vor und schiebe es gleich zusammen mit der Süßkartoffel in den Backofen.

Zucchini-Piccolini

FÜR 1 PORTION
PRO PORTION: 344 KCAL/23,1 G KH/32,6 G P/12,2 G F

ZUTATEN:

1 Zucchini (ca. 300 g)
125 g Mozzarella
(8,5 % Fett)
6 Kirschtomaten
Salz, Pfeffer
etwas getr. Oregano

1. Backofen auf 180 °C Umluft vorheizen.

2. Zucchini waschen, putzen und in 8–10 jeweils 1 ½ cm dicke Scheiben schneiden.

3. Mozzarella abtropfen lassen und in gleich viele Scheiben schneiden.

4. Tomaten waschen und ebenfalls in Scheiben schneiden.

5. Zucchinischeiben mit Mozzarella- und Tomatenscheiben belegen und mit Salz, Pfeffer und Oregano würzen.

6. Zucchini-Piccolini auf ein mit Backpapier ausgelegtes Backblech legen und 15–20 Minuten im Ofen überbacken.

Tipp:

Du kannst nach Belieben auch Champignons oder, für nicht vegetarische Varianten, Schinken oder Salami daraufgeben und andere Gewürze und Kräuter verwenden.

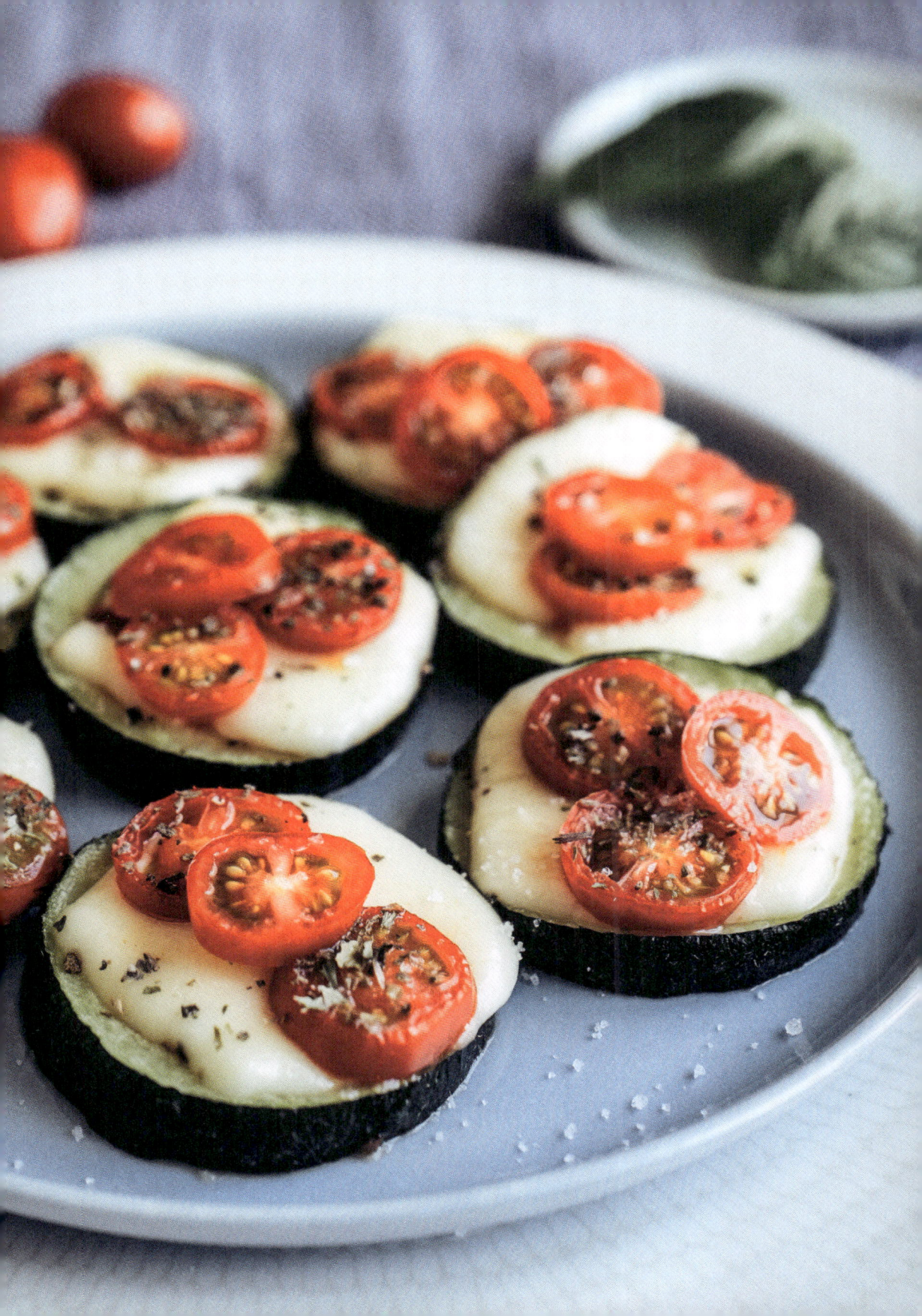

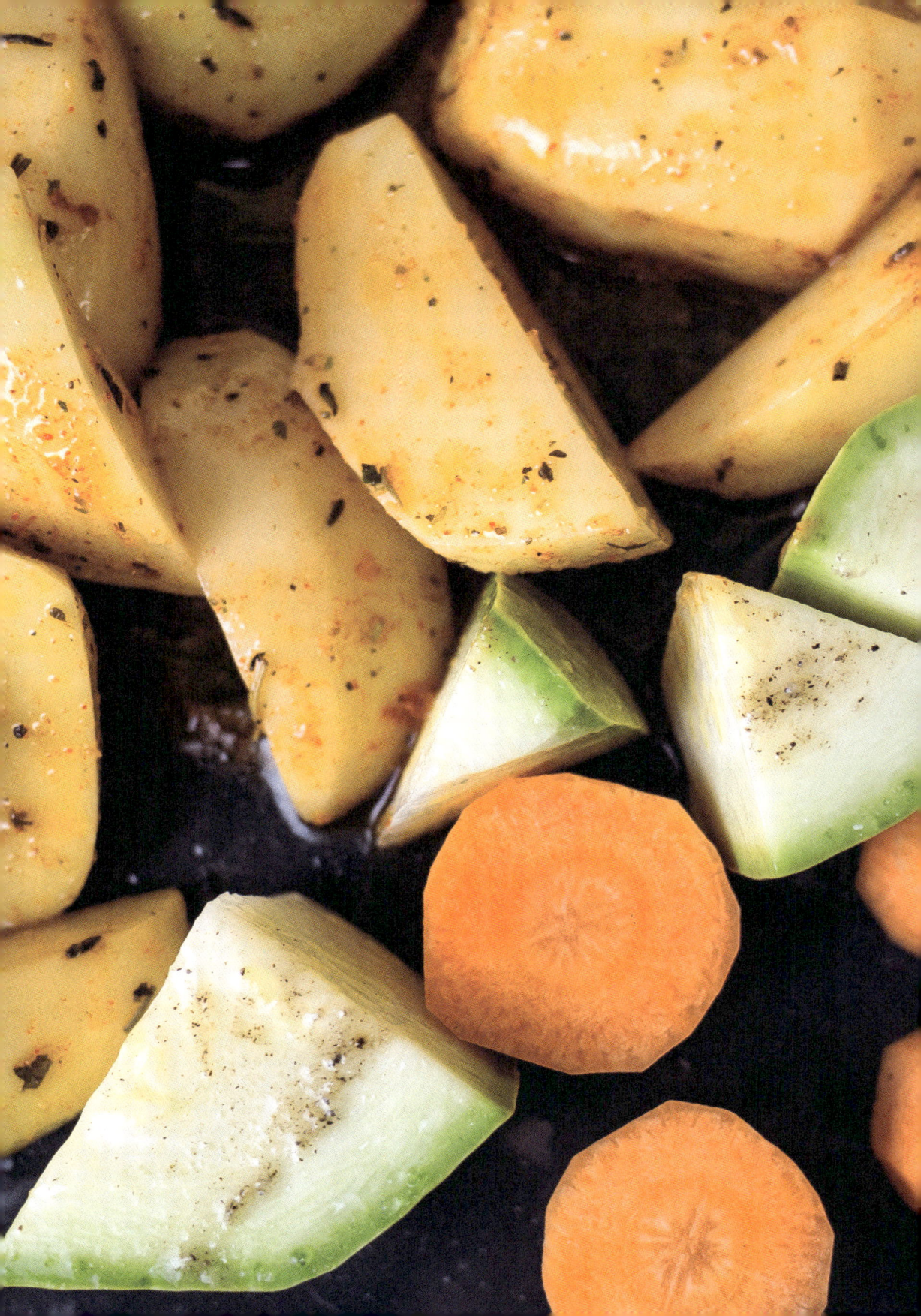

Ofengemüse

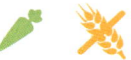

FÜR 2 PORTIONEN
PRO PORTION: 410 KCAL/44,3 G KH/8,4 G P/ 9,3 G F

ZUTATEN:

250 g Kartoffeln
1 Karotte
½ Zucchini (ca. 150 g)
2 EL Öl, z.B. Olivenöl
Salz, Pfeffer
etwas getr. Oregano
Gewürze nach Belieben,
   z.B. edelsüßes
   und rosenscharfes
   Paprikapulver, gem.
   Kreuzkümmel oder
   Kurkuma

1. Backofen auf 180 °C Umluft vorheizen.
2. Gemüse waschen und putzen.
3. Kartoffeln und Karotte schälen und in Schnitze und Scheiben schneiden.
4. Zucchini erst in Scheiben und dann diese in Viertel schneiden.
5. Gemüsestücke in eine Schüssel geben, Öl und Gewürze hinzufügen und alles gut vermengen.
6. Gemüse auf einem mit Backpapier ausgelegten Blech verteilen und 20–25 Minuten im Ofen backen.

Tipp:

Dazu schmeckt der Joghurt-Minz-Dip von S. 148. Du kannst das Gemüse beliebig variieren, versuche zum Beispiel mal Süßkartoffeln oder Kohlrabi.

Rührei und Tomaten

FÜR 1 PORTION
PRO PORTION: 211 KCAL/4,8 G KH/14,5 G P/14,8 G F

ZUTATEN:

2 Eier
2 EL Milch (1,5 % Fett)
Salz, Pfeffer
1 TL Butter oder Öl,
   z. B. Olivenöl
4 Kirschtomaten

1. Eier in eine Schüssel aufschlagen und mit der Gabel oder einem Schneebesen verquirlen.

2. Milch, Salz und Pfeffer hinzufügen und noch mal gut durchrühren.

3. Butter in einer Pfanne erhitzen. Die Eiermasse einfüllen und bei geringer Hitze und unter langsamem Rühren stocken lassen.

4. Kirschtomaten waschen und vierteln.

5. Petersilie waschen, trocken schütteln und hacken oder klein zupfen.

6. Rührei auf einen Teller gleiten lassen und mit den Kirschtomaten genießen.

Tipp:

Das Eiweißbrot (S. 182) passt sehr gut dazu. Du kannst das Brot im Toaster rösten, das Rührei daraufgeben und mit Kirschtomaten und Petersilie belegen.

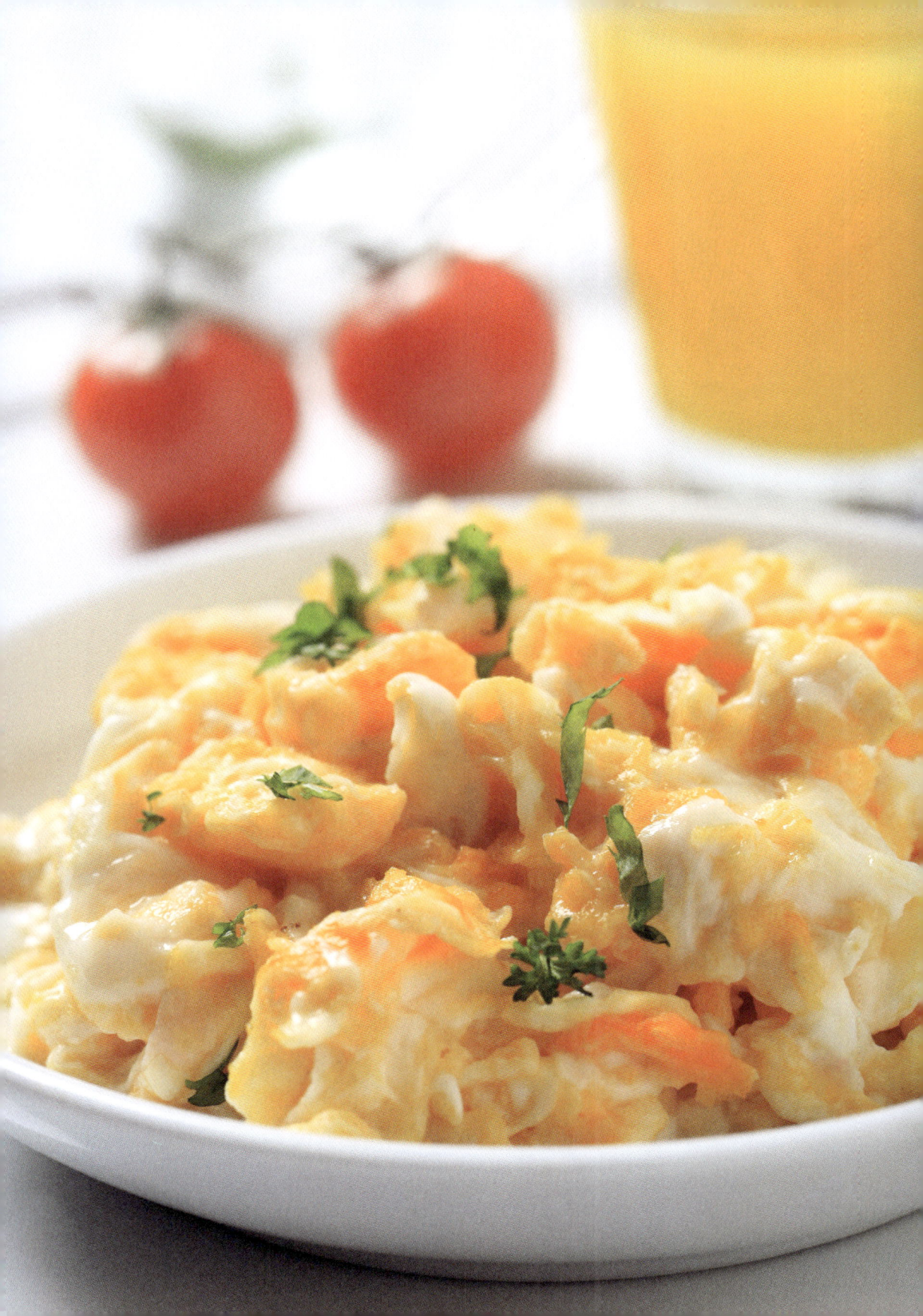

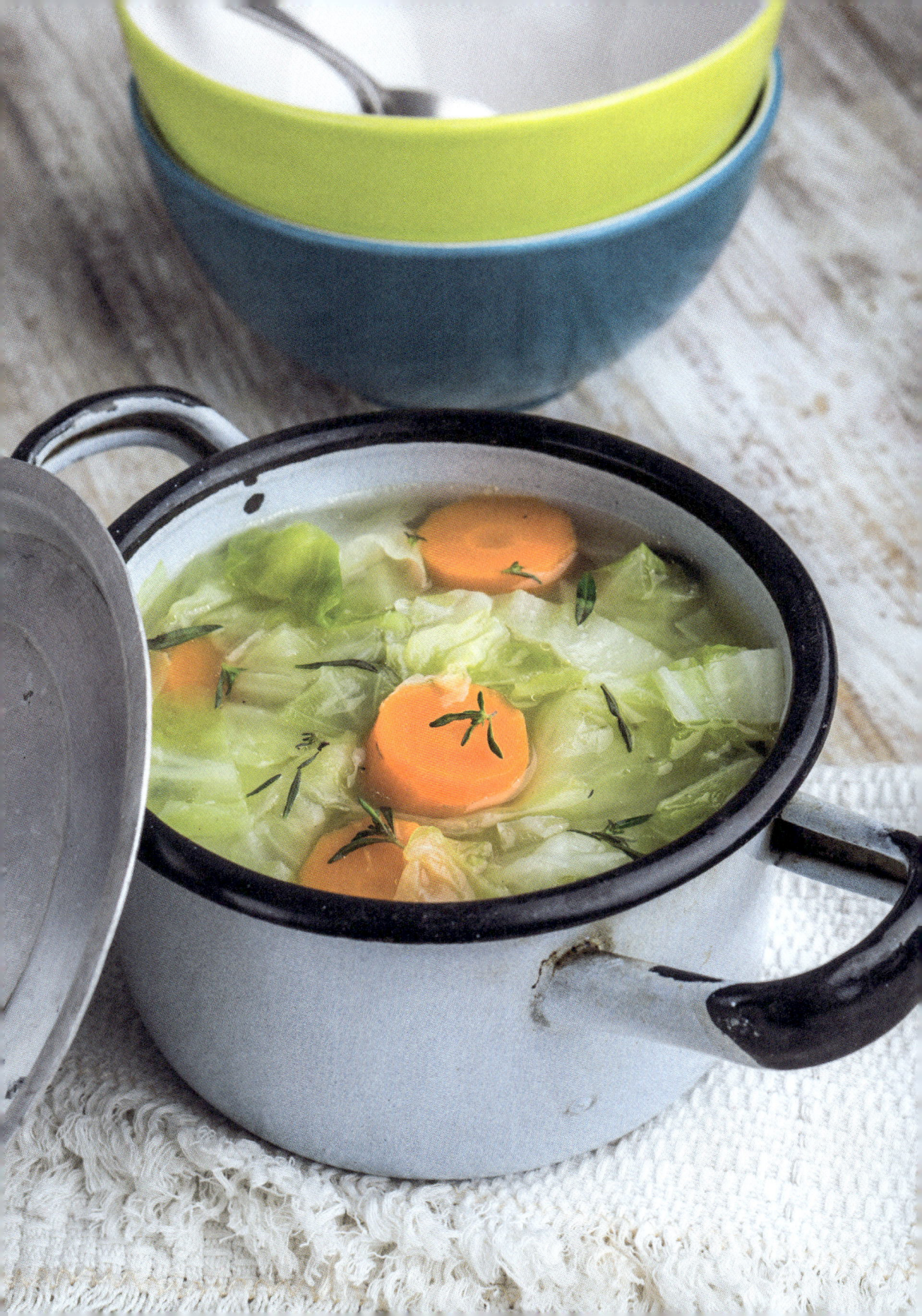

Kohleintopf

FÜR 2 PORTIONEN
PRO PORTION: 180 KCAL/27,5 G KH/6,7 G P/10,5 G F

ZUTATEN:

300 g Weißkohl
200 g Kartoffeln
1 Karotte
1 Stängel Petersilie
1 Stängel frischer oder
    1 Prise getr. Dill
1 EL Öl, z.B. Olivenöl
750 ml Gemüsebrühe
1 Lorbeerblatt
Salz, Pfeffer

1. Weißkohl putzen, waschen, den Strunk entfernen und den Kohl in etwa 2 cm große Stücke schneiden

2. Kartoffeln und Karotte waschen, schälen und würfeln.

3. Petersilie und frischen Dill, falls verwendet, waschen, trocken schütteln und hacken.

4. Öl in einem großen Topf erhitzen und Kartoffeln und Karotte darin andünsten.

5. Gemüsebrühe, Petersilie, Dill, Lorbeerblatt und Weißkohl hinzufügen und bei mittlerer Hitze 25–30 Minuten köcheln lassen.

6. Lorbeerblatt vor dem Verzehr entfernen.

7. Eintopf mit Salz und Pfeffer abschmecken.

Tipp:

Dazu schmeckt 1 Dinkel-Quark-Vollkornbrötchen (S. 186) oder 1 Scheibe Eiweißbrot (S. 182) ausgezeichnet.
Wer eine nicht vegetarische Variante genießen möchte, kann Katenschinken-Würfel mit den Kartoffeln anbraten und dann mitkochen.

Omelette
mit grünem Gemüse

FÜR 1 PORTION
PRO PORTION: 342 KCAL/9,4 G KH/26,6 G P/20,7 G F

ZUTATEN:

¼ Brokkoli
1 Stängel Petersilie
30 g Blattspinat
1 TL Öl, z. B. Olivenöl
3 EL Erbsen (aus der
   Dose oder TK)
3 Eier
2 EL Milch
Salz, Pfeffer

1. Brokkoli waschen, in Röschen teilen und diese noch kleiner schneiden.

2. Petersilie und Blattspinat waschen und trocken schütteln. Petersilie hacken. Blattspinat verlesen und zerkleinern.

3. Öl in die Pfanne geben, Erbsen, Brokkoli, Petersilie und Blattspinat darin kurz andünsten.

4. Eier und Milch in einer Schüssel mit der Gabel oder einem Schneebesen gut verquirlen und mit Salz und Pfeffer würzen.

5. Eiermasse über das grüne Gemüse in der Pfanne gießen.

6. Omelett in 10 Minuten bei kleiner Hitze durchgaren, dann vorsichtig wenden. Den Herd ausschalten und das Omelette 5 Minuten ziehen lassen.

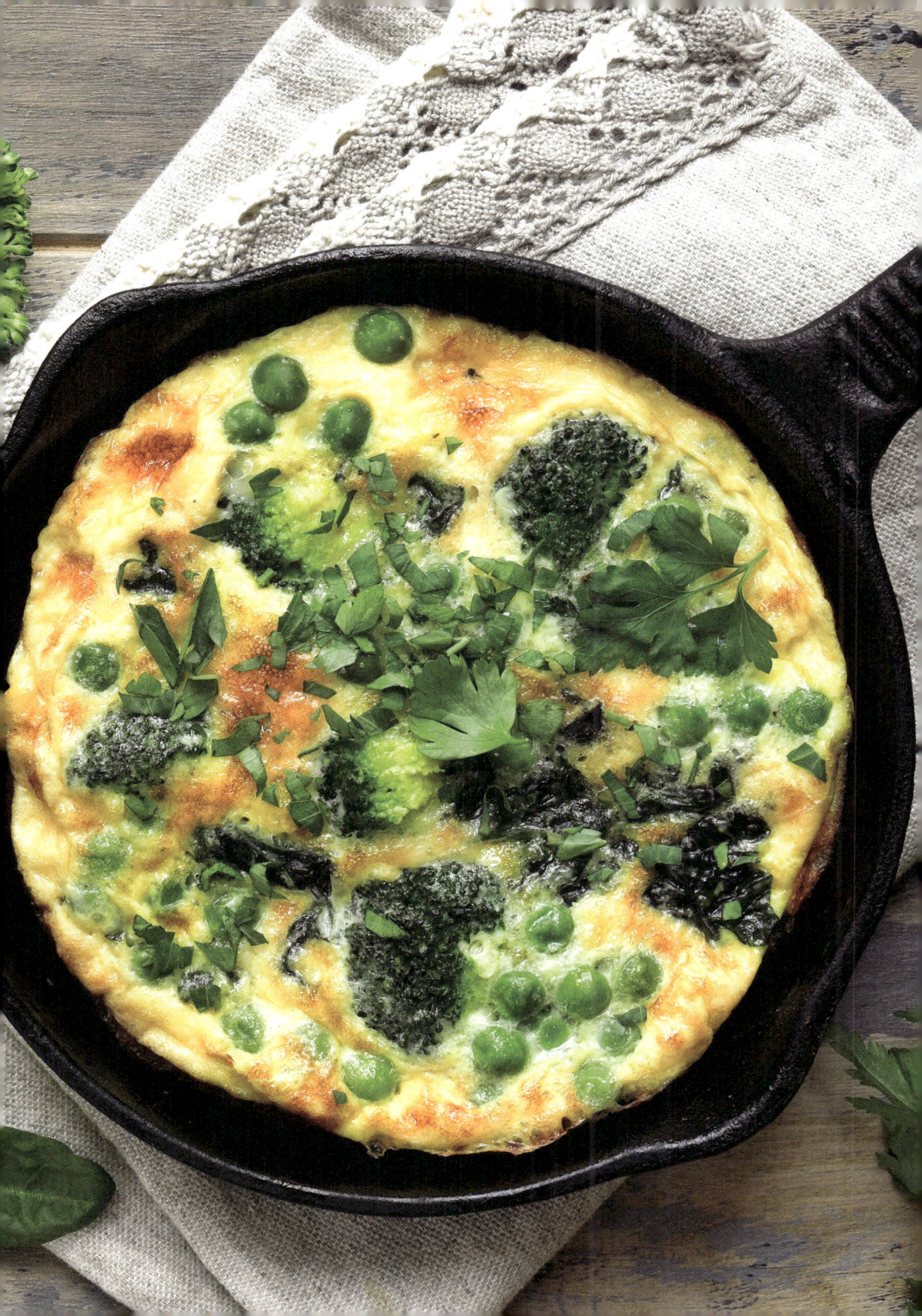

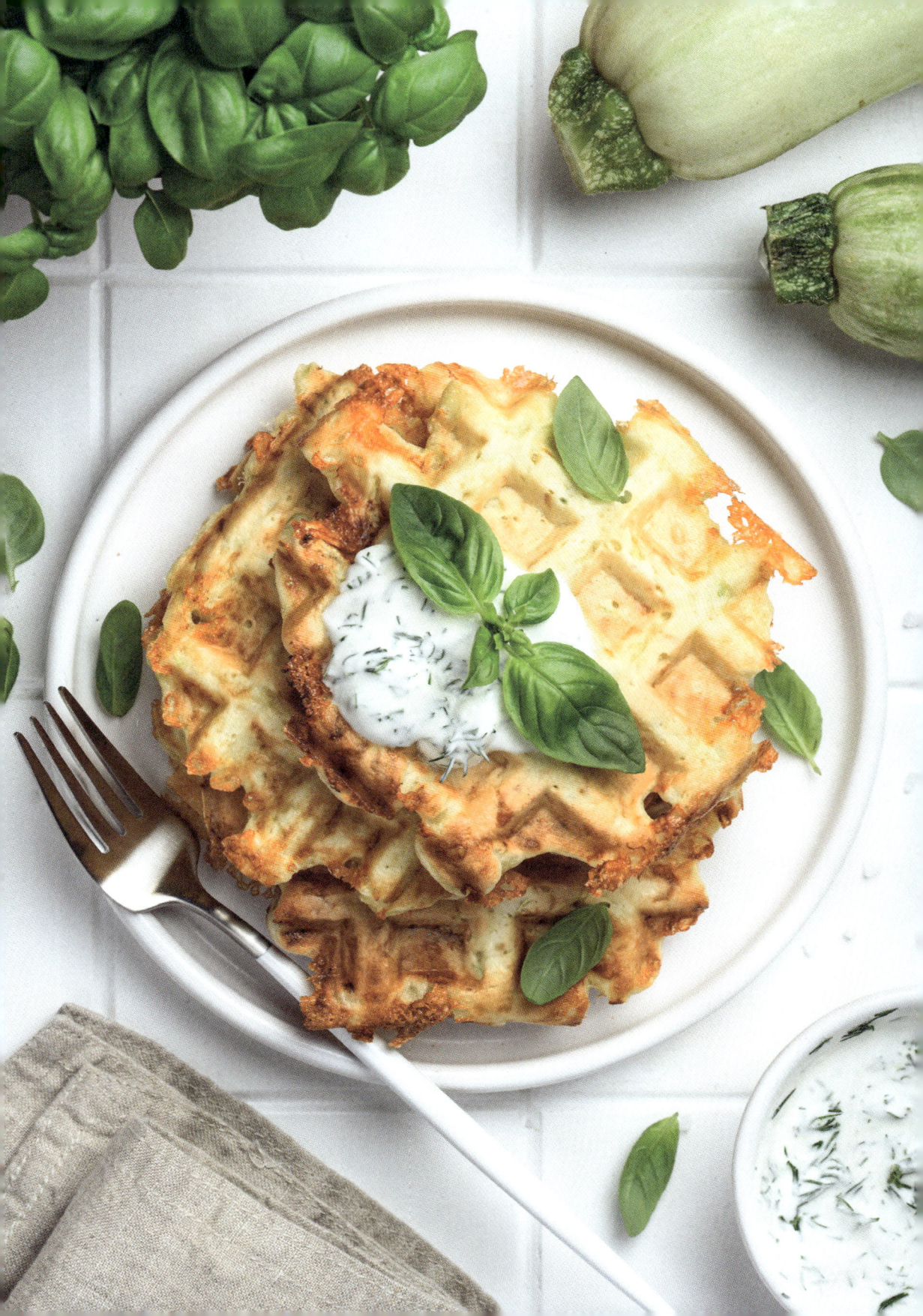

Zucchini-Waffeln

FÜR 2 PORTIONEN (4 WAFFELN)
PRO PORTION: 402 KCAL/40,1 G KH/22,9 G P/16,2 G F

ZUTATEN:

100 g Zucchini
1 Stängel Basilikum
1 Ei
1 TL Öl, z. B. Olivenöl
  + mehr für das
  Waffeleisen
2–3 EL Milch (1,5 % Fett)
  oder Wasser
50 g Mehl, z. B. Dinkelmehl
1 TL Backpulver
30 g Reibekäse
  (16 % Fett)
Salz, Pfeffer

1. Zucchini waschen, putzen und grob raspeln.

2. Basilikum waschen, trocken schütteln, Blättchen abzupfen und hacken.

3. Ei, Öl und Milch in einer Schüssel mit dem Schneebesen verquirlen.

4. Mehl und Backpulver hinzufügen und einrühren.

5. Käse, Basilikum und Zucchiniraspel unterheben. Alles gut vermischen und mit Salz und Pfeffer würzen.

6. Waffeleisen einfetten und aufheizen. Jeweils 2 EL Teig in das Waffeleisen geben und zu einer Waffel ausbacken. Vorgang wiederholen, bis der Teig aufgebraucht ist.

Tipp:

Dazu schmecken Kirschtomaten gut oder die leichte Sour Cream von S. 127.

Zucchini-Tomaten-Auflauf

FÜR 2 PORTIONEN
PRO PORTION: 285 KCAL/16,7 G KH/22,7 G P/12,1 G F

ZUTATEN:

1 Zwiebel
2 Stängel Petersilie oder
   Basilikum
1 TL Öl, z.B. Olivenöl
400 g gehackte Tomaten
   (aus der Dose)
Salz, Pfeffer
400 g Zucchini
200 g Kirschtomaten
200 g Pilze, z.B.
   Champignons
100 g Reibekäse
   (16 % Fett)

1. Backofen auf 180 °C Umluft vorheizen.

2. Zwiebel abziehen und hacken.

3. Petersilie waschen, trocken schütteln und ebenfalls hacken.

4. Öl in eine Pfanne geben und die Zwiebel darin andünsten.

5. Gehackte Tomaten und Petersilie dazugeben und 3 Minuten köcheln lassen. Mit Salz und Pfeffer abschmecken.

6. In der Zwischenzeit Zucchini und Kirschtomaten putzen, waschen, dann beides in Stücke schneiden.

7. Pilze säubern und in Scheiben schneiden.

8. Zucchini und Pilze in eine kleine Auflaufform (35 x 23 cm) schichten und mit der Tomatensauce übergießen.

9. Kirschtomaten darauf verteilen, alles mit Käse bestreuen und 20–25 Minuten im Ofen backen.

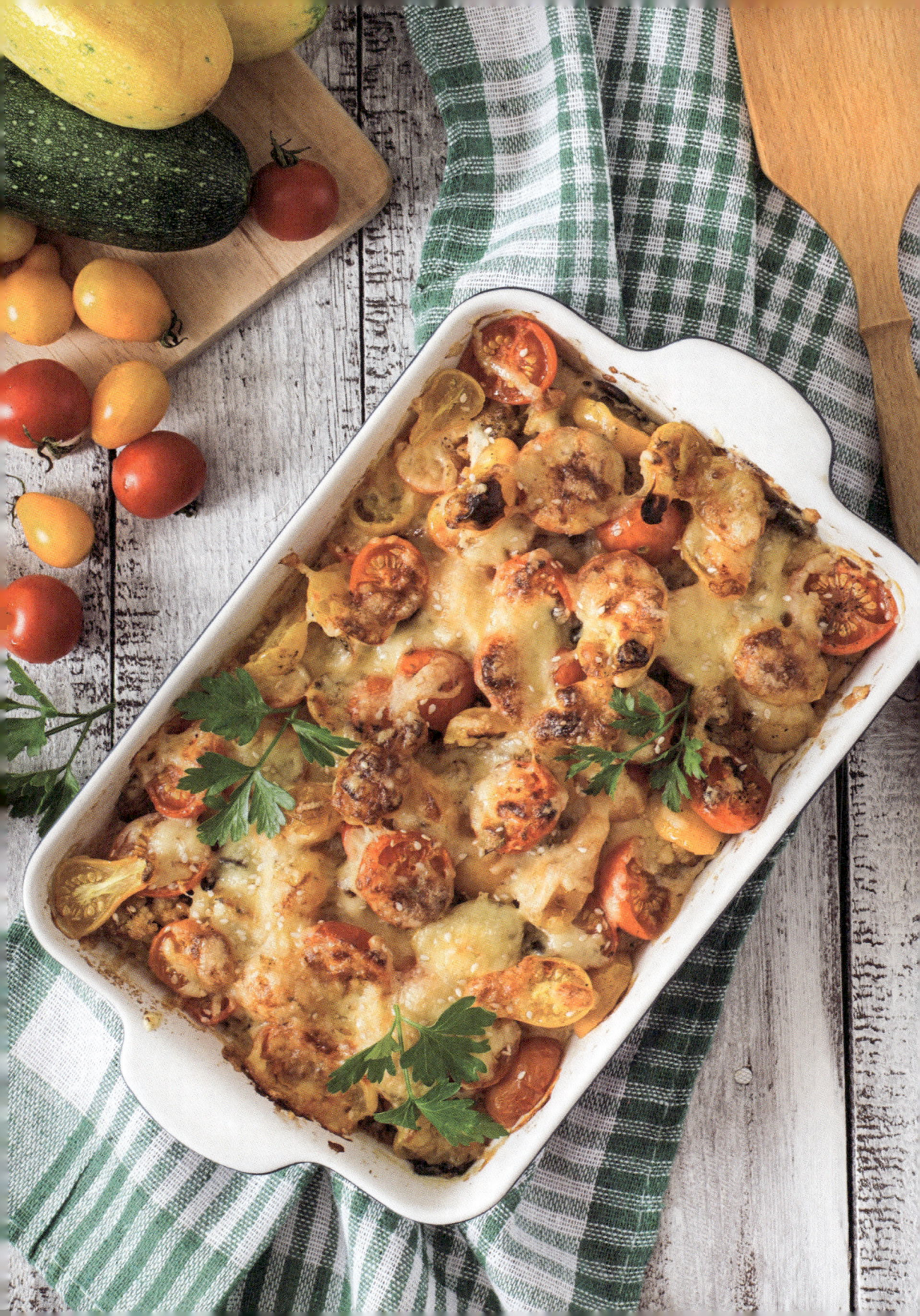

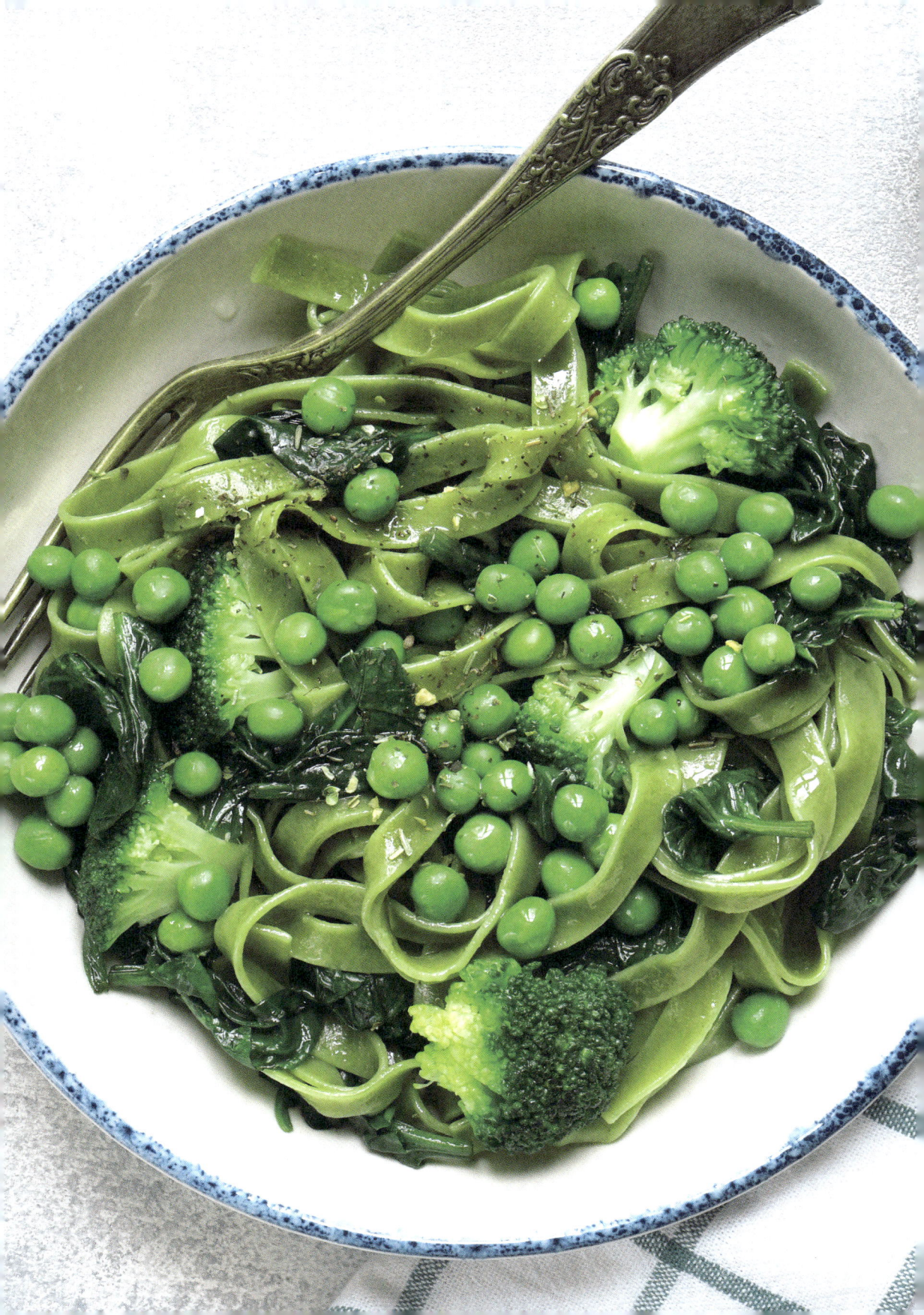

Grüner Nudelteller

FÜR 1 PORTION
PRO PORTION: 457 KCAL/63,5 G KH/29,9 G P/6,4 G F

ZUTATEN:

150 g TK-Brokkoli
100 g TK-Erbsen
60 g Nudeln, z. B.
   Tagliatelle, roh
60 g Blattspinat
100 ml Gemüsebrühe
25 g Frischkäse (4 % Fett)
Salz, Pfeffer

1. Wasser (ohne Salz) in einem Topf zum Kochen bringen. Brokkoli und Erbsen darin 5 Minuten kochen, dann in ein Sieb abgießen.

2. Nudeln nach Packungsanleitung in einem Topf mit kochendem Salzwasser al dente kochen, dann abseihen.

3. Blattspinat waschen und verlesen.

4. Öl in einer Pfanne erhitzen, Brokkoli und Erbsen darin kurz andünsten.

5. Blattspinat hinzufügen und zusammenfallen lassen.

6. Gemüsebrühe zugießen und Frischkäse einrühren.

7. Nudeln untermischen und alles mit Salz und Pfeffer abschmecken.

Tipp:

Du kannst die Nudeln nach Belieben auch mit geraspeltem Parmesan bestreuen.

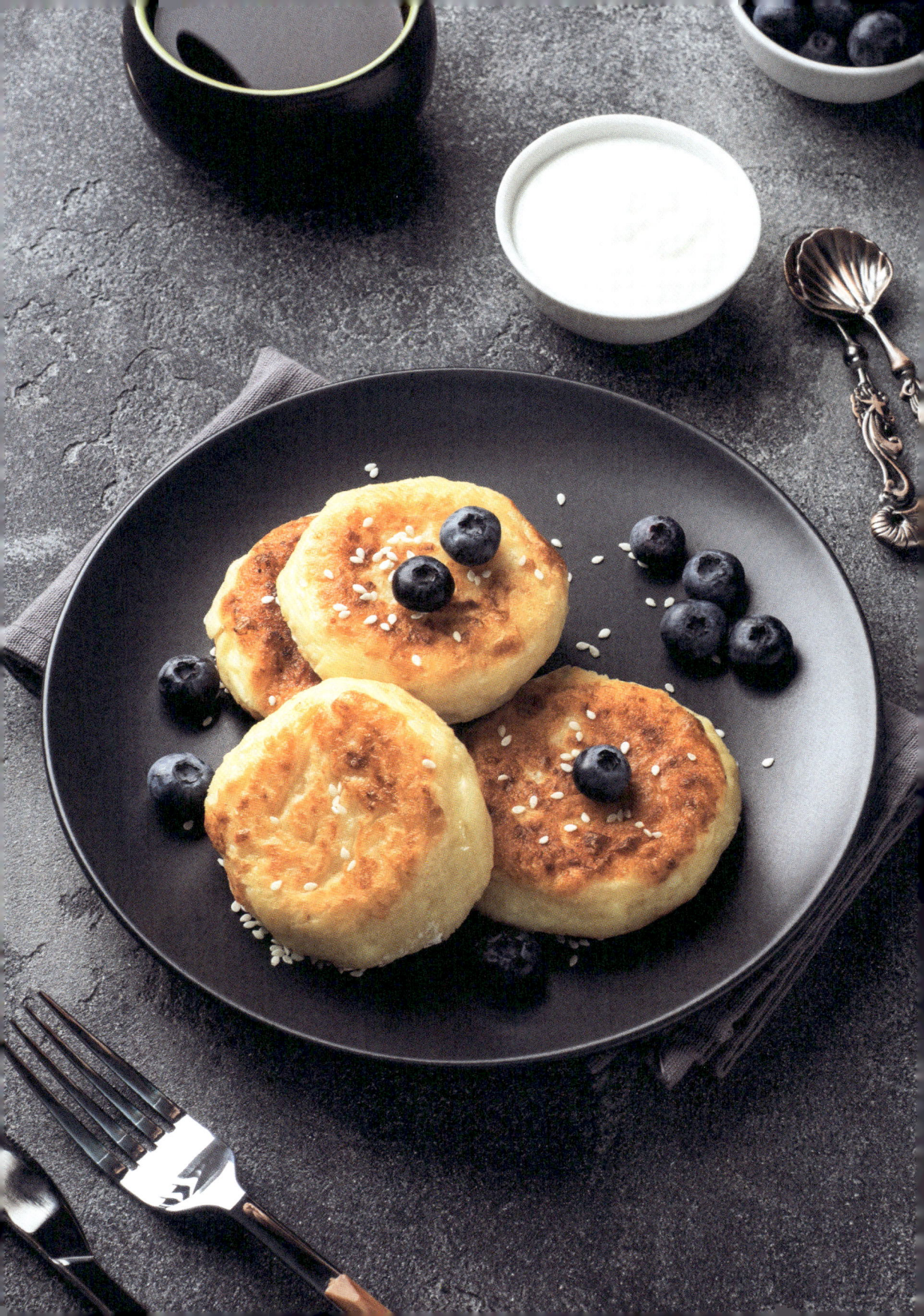

Quark-Taler mit Heidelbeeren

FÜR 2 PORTIONEN (4 TALER)
PRO PORTION: 436 KCAL/52,4 G KH/26,2 G P/12,1 G F

ZUTATEN:

1 Banane

250 g Magerquark

1 Ei

1 EL Erythrit oder Süßungsmittel nach Belieben

50 g Haferflocken

1 Prise Vanillepulver

50 g Mehl, z. B. Dinkelmehl + mehr zum Formen

1 EL Öl, z. B. Kokosöl

80 g Heidelbeeren

1. Banane schälen und in einer Schüssel mit einer Gabel zerdrücken.

2. Magerquark, Ei, Erythrit, Haferflocken, Vanillepulver und Mehl dazugeben und verrühren.

3. Arbeitsfläche mit Mehl bestäuben, einen Teigklecks (etwa 2 EL) daraufgeben, im Mehl wälzen und zu einem Taler formen. Ist der Teig noch zu klebrig, etwas mehr Mehl einarbeiten. Diesen Vorgang so lange wiederholen, bis der Teig aufgebraucht ist.

4. Öl in einer Pfanne erhitzen und die Quarktaler darin portionsweise 5 Minuten auf jeder Seite braten.

5. Heidelbeeren waschen, verlesen und zu den fertig gebackenen Talern reichen.

Tipp:

Zu den Talern kannst du auch anderes frisches Obst, Kompott oder Marmelade servieren.

Falafel mit Joghurt-Minz-Dip

Falafel

FÜR 2 PORTIONEN (CA. 12 STÜCK)
PRO PORTION: 428 KCAL/55,1 G KH/18,8 G P/10,8 G F

ZUTATEN:

440 g Kichererbsen
(aus der Dose)
½ Bund Petersilie
1 Schalotte oder kleine
Zwiebel
1 Knoblauchzehe
¼ TL gem. Kreuzkümmel
½ TL gem. Kurkuma
4–5 EL Mehl
Salz, Pfeffer
1 EL Öl, z. B. Sesamöl

1. Kichererbsen in ein Sieb abgießen und gut abtropfen lassen.

2. Petersilie waschen, trocken schütteln und hacken.

3. Schalotte und Knoblauch abziehen und ebenfalls hacken. Kichererbsen in eine Schüssel geben und mit dem Stabmixer pürieren.

4. Restliche Zutaten (außer dem Öl) hinzufügen und alles gut verrühren. Kräftig mit Salz und Pfeffer abschmecken und Teig 15 Minuten ruhen lassen.

5. Mit feuchten Händen kleine Bällchen aus dem Teig formen. Falls die Masse noch zu feucht ist, etwas Mehl hinzufügen.

6. Öl in einer Pfanne erhitzen und Falafeln darin rundherum goldgelb braten.

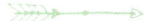

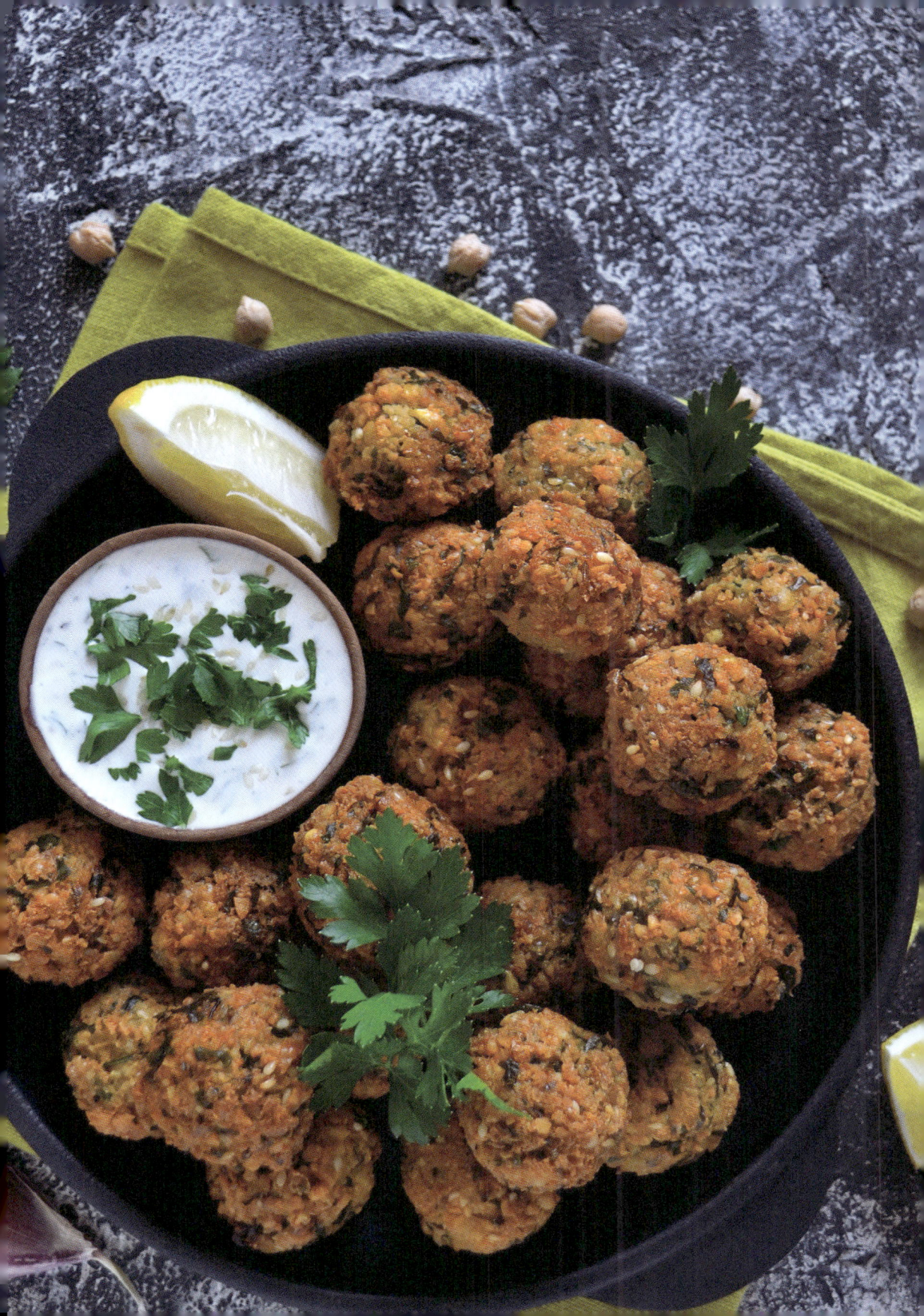

Joghurt-Minz-Dip

FÜR 2 PORTIONEN
PRO PORTION: 81 KCAL/8,8 G KH/6,9 G P/3,6 G F

ZUTATEN:

¼ Bund Minze
250 g Naturjoghurt
  (1,5 % Fett)
1 EL Zitronensaft
½ TL Sesampaste
  (optional)
1 Knoblauchzehe
Salz, Pfeffer

1. Minze waschen, trocken schütteln und hacken. Dann in einer Schüssel mit Joghurt, Zitronensaft und Sesampaste, falls verwendet, vermischen.

2. Knoblauch schälen und hinzupressen.

3. Dip mit Salz und Pfeffer abschmecken.

Mit Geflügel

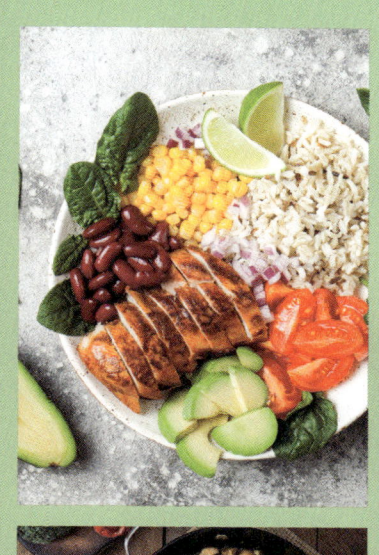

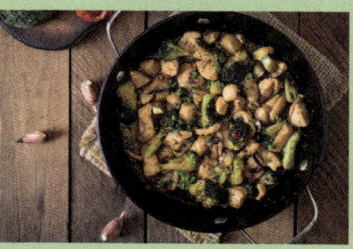

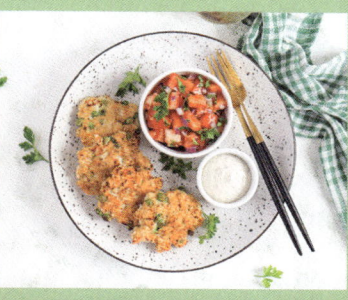

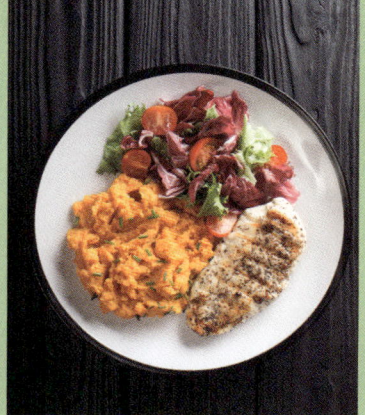

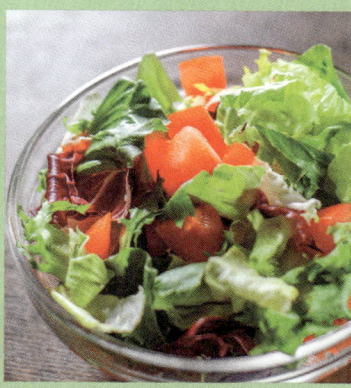

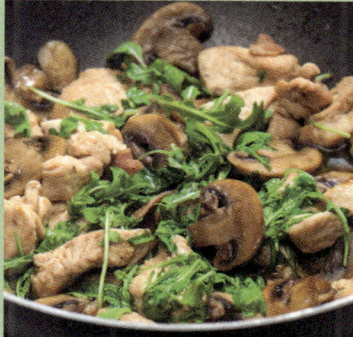

Hähnchen mit Süßkartoffelpüree und gemischtem Radicchio-Salat

Süsskartoffelpüree

FÜR 2 PORTIONEN, PRO PORTION: 269 KCAL/42 G KH/4,9 G P/9,2 G F

ZUTATEN:

1 Süßkartoffel (ca. 400 g)
100 ml Milch (1,5 % Fett)
1 EL Butter
Salz, Pfeffer

1. Süßkartoffel waschen, schälen, klein schneiden und in einem Topf mit Salzwasser in 20–25 Minuten weich kochen.

2. Danach Garflüssigkeit abgießen und die Süßkartoffelwürfel mit einem Kartoffelstampfer zerstampfen.

3. Milch und Butter einrühren und Püree mit Salz und Pfeffer abschmecken.

Tipp:

1 Portion Süßkartoffelpüree isst du mit Hähnchen und gemischtem Radicchio-Salat (S. 153), die zweite mit gebratenem Lachs (S. 164)

Gebratenes Hähnchenbrustfilet

FÜR 1 PORTION, PRO PORTION: 170 KCAL/0 G KH/28,8 G P/6 G F

ZUTATEN:

1 Hähnchenbrustfilet
à 125 g
1 TL Öl, z. B. Olivenöl
1 Prise getr. Thymian
(optional)
Salz, grober Pfeffer

1. Hähnchenbrustfilet waschen und mit Küchenpapier trocken tupfen.

2. Öl in einer Tasse mit dem Thymian vermischen und das Fleisch rundherum damit einpinseln.

3. Mit Salz und grobem Pfeffer würzen.

4. Eine (Grill-)Pfanne erhitzen und das Hähnchenbrustfilet darin von beiden Seiten scharf anbraten, dann bei mittlerer Hitze in ca. 10 Minuten durchgaren.

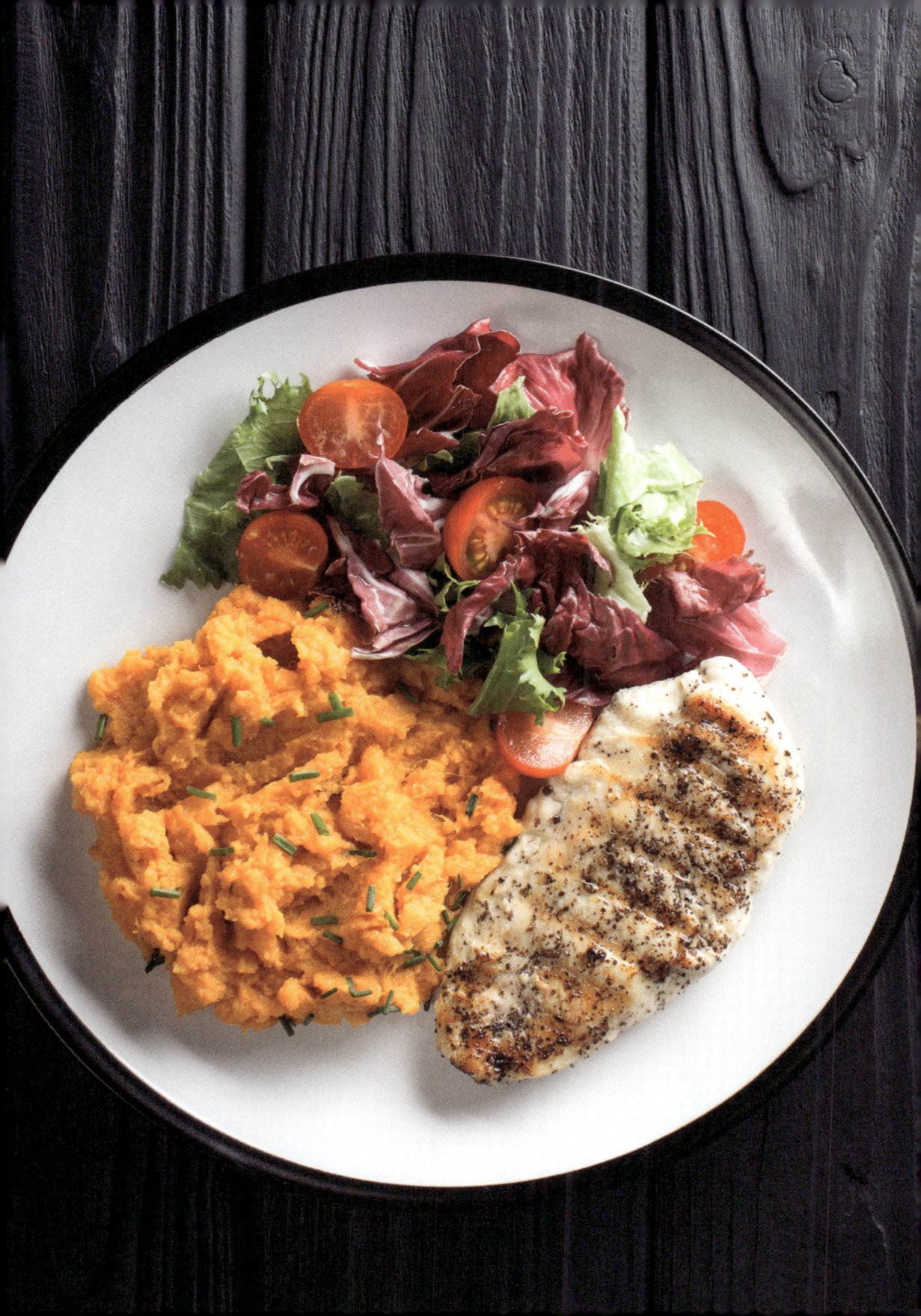

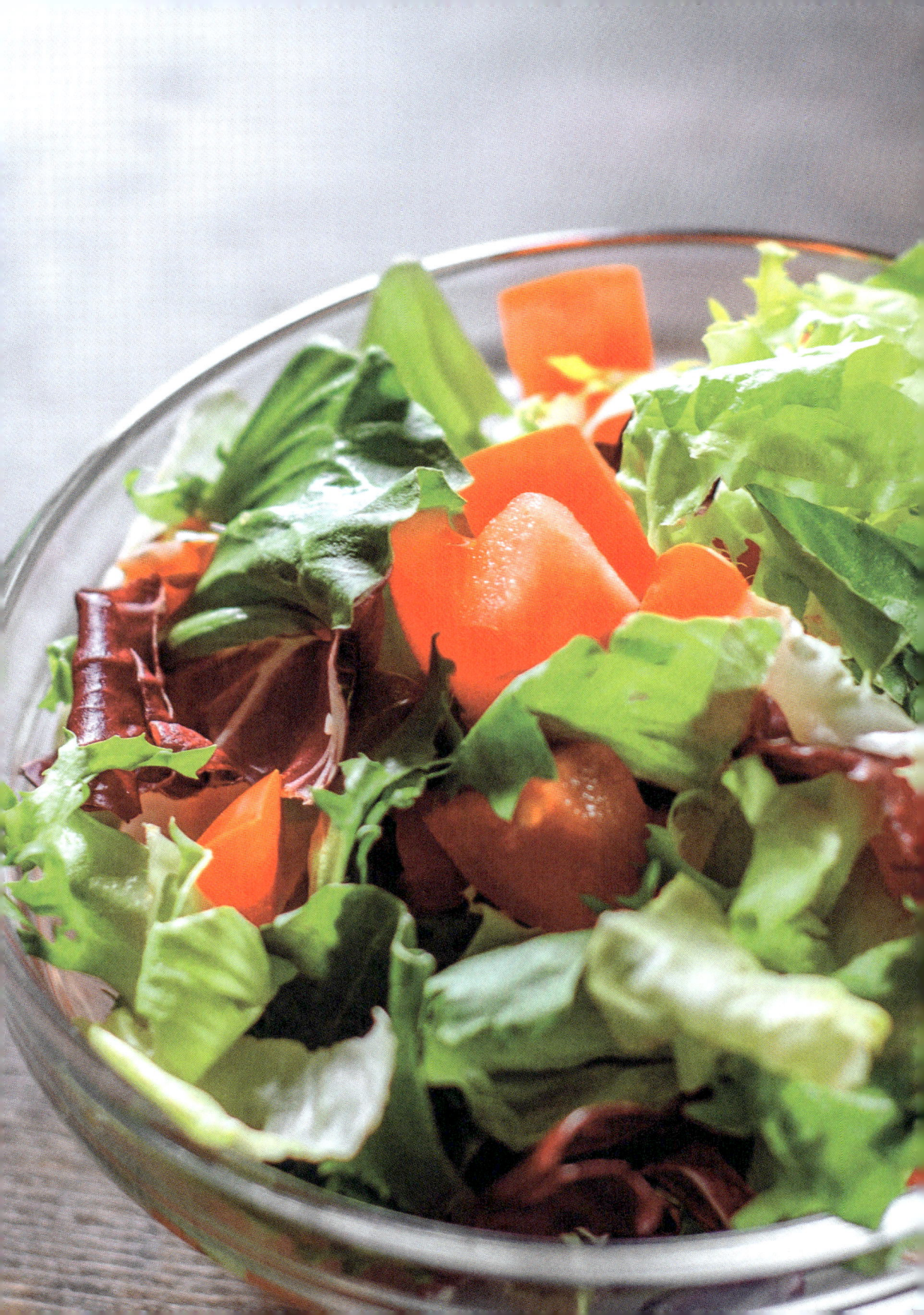

Gemischter Radicchio-Salat

FÜR 1 PORTION
PRO PORTION: 194 KCAL/3,7 G KH/4,6 G P/16,9 G F

ZUTATEN:

100 g gemischter Salat,
z.B. Radicchio, Lollo
Rosso, Rucola

4 Kirschtomaten

1 Stängel Petersilie

1 TL mittelscharfer Senf

1 EL Essig

1 EL Öl, z.B. Olivenöl

Salz, Pfeffer

1 Prise Erythrit oder
Süßungsmittel nach
Belieben

1. Salat waschen, verlesen, trocken schütteln und etwas
kleiner zupfen. Dann in eine Salatschüssel geben.

2. Tomaten waschen, den Stielansatz entfernen und
Fruchtfleisch klein schneiden.

3. Petersilie waschen, trocken schütteln und hacken.

4. Senf, Essig und Öl in einer Schüssel mit der Petersilie zu
einem Dressing vermischen und über den Salat geben.

5. Mit Salz, Pfeffer und Erythrit würzen und alles gut vermengen.

Hähnchen-Rucola-Pfanne

FÜR 1 PORTION
PRO PORTION: 336 KCAL/2,5 G KH/46,1 G P/15,1 G F

ZUTATEN:

1 Handvoll Rucola
150 g Hähnchenbrustfilet
1 Scheibe Katenschinken
(ca. 25 g) oder
Katenschinkenwürfel
100 g Champignons
2 TL Öl, z.B. Olivenöl
100 ml Gemüsebrühe
20 g Frischkäse (4 % Fett)
Salz, Pfeffer
gem. Kurkuma (optional)

1. Rucola waschen, verlesen, trocken schütteln und etwas kleiner zupfen.

2. Hähnchenbrust waschen, mit Küchenpapier trocken tupfen und in Stücke schneiden.

3. Katenschinken klein würfeln.

4. Champignons säubern und in Scheiben schneiden.

5. 1 TL Öl in einer Pfanne erhitzen und die Hähnchenstücke carin scharf anbraten, dann aus der Pfanne nehmen und beiseite stellen.

6. Das restliche Öl in die heiße Pfanne geben und nun die Champignons darin gut anbraten.

7. Cemüsebrühe und Frischkäse hinzufügen und bei mittlerer H tze und unter Rühren erwärmen.

8. Hähnchenbrust, Schinken und Rucola hinzugeben und alles gut durchrühren. Mit Salz, Pfeffer und nach Belieben Kurkuma würzen. Den Herd ausschalten und das Gericht in der Pfanne noch 5 Minuten ziehen lassen.

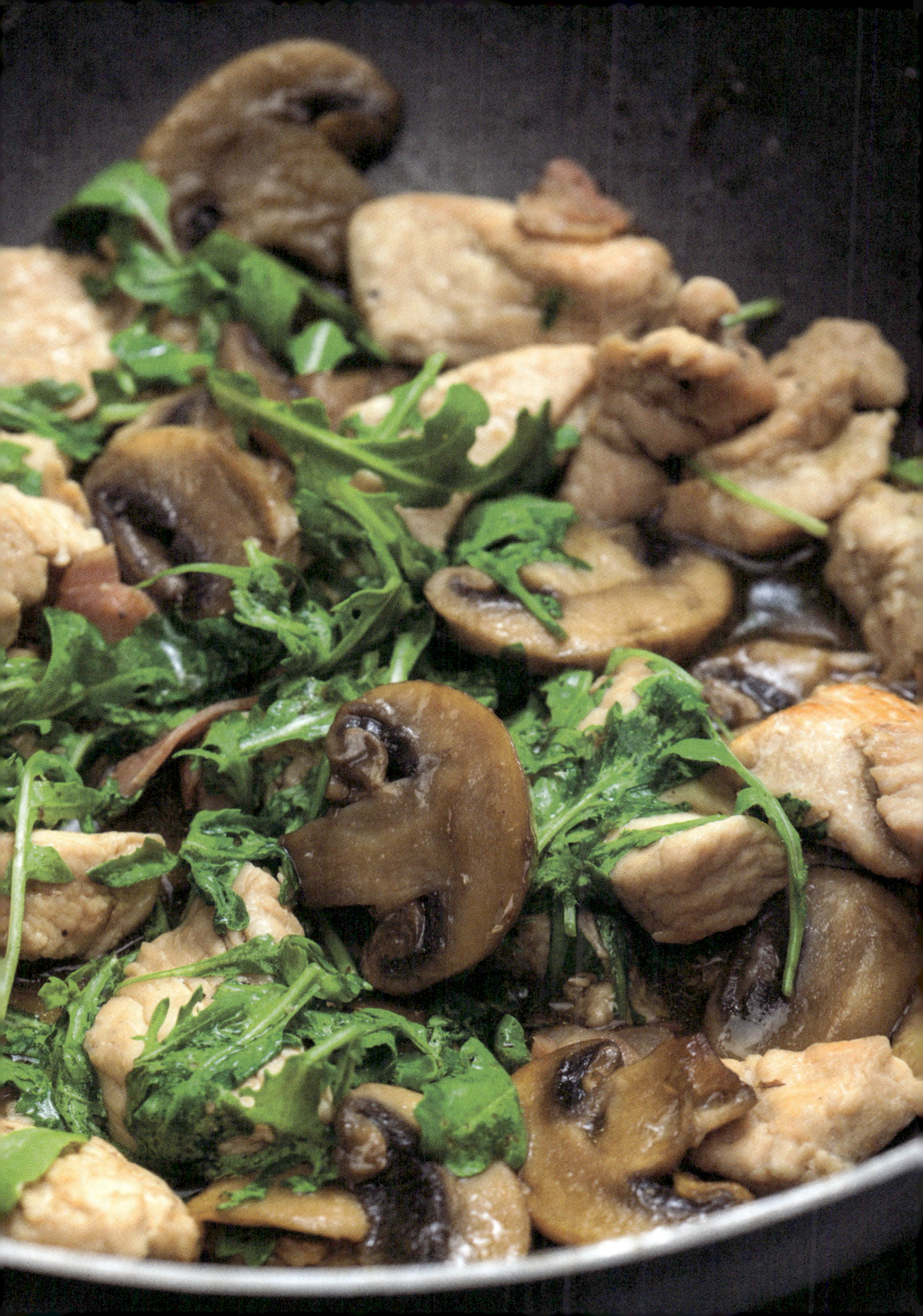

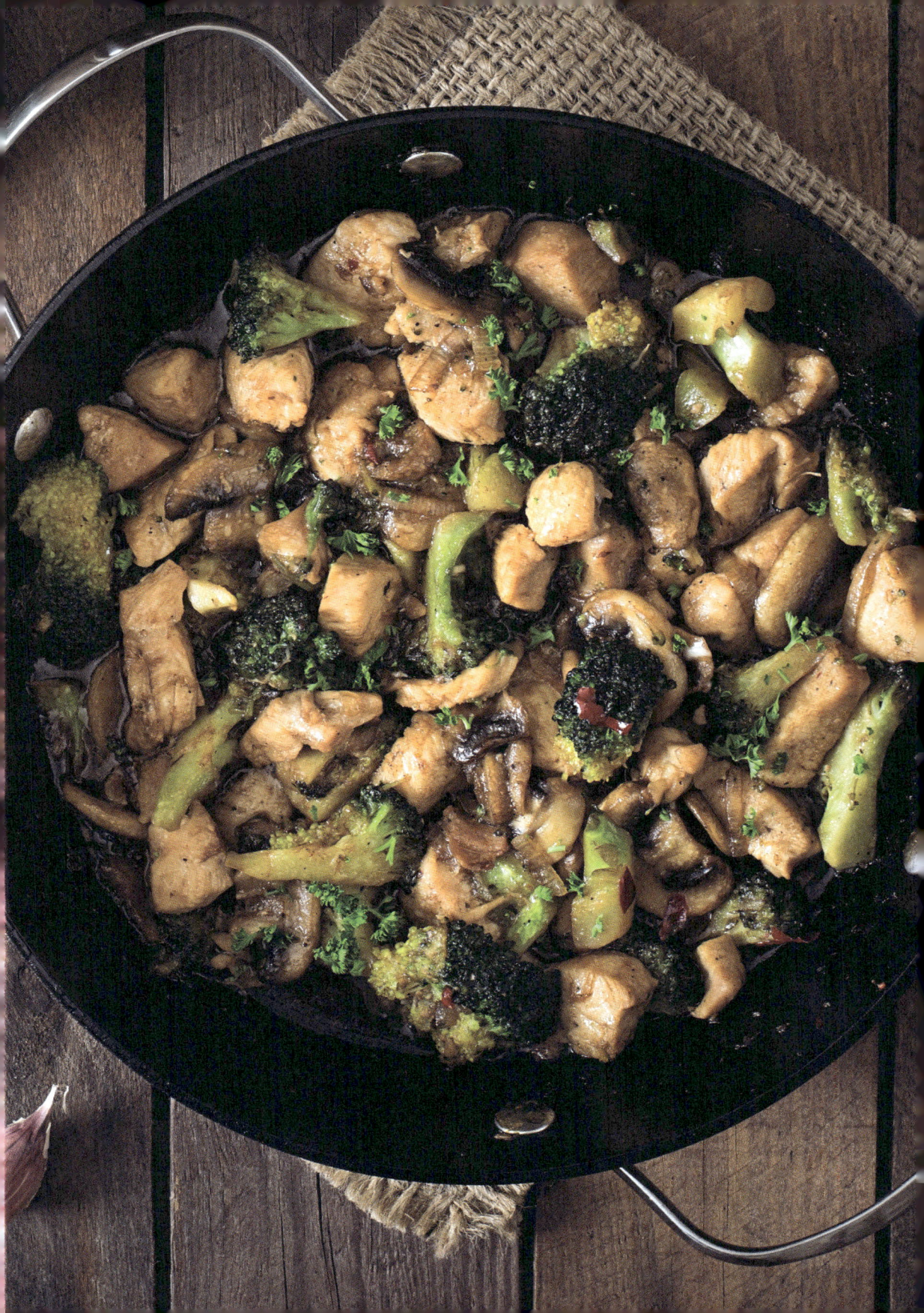

Chicken Stir fry

FÜR 1 PORTION
PRO PORTION: 425 KCAL/15,9 G KH/52,8 G P/14,1 G F

ZUTATEN:

100 g Brokkoli
100 g weiße
   Champignons
150 g Hähnchenbrustfilet
1 Knoblauchzehe
2 TL Öl, z.B. Sesamöl
2 EL Sojasauce
100 ml Brühe, z.B.
   Geflügelbrühe
1 TL Honig oder brauner
   Zucker
1 EL Mehl

1. Brokkoli waschen, in Röschen teilen und diese kleiner schneiden.

2. Champignons säubern und vierteln.

3. Hähnchenbrust waschen, mit Küchenpapier trocken tupfen und in Stücke schneiden.

4. Knoblauchzehe abziehen und hacken.

5. 1 TL Öl in einer Pfanne erhitzen und die Hähnchenbrust darin von allen Seiten scharf anbraten. Dann aus der Pfanne nehmen und in einer Schüssel beiseite legen.

6. Champignons in die noch heiße Pfanne geben und ebenfalls scharf anbraten.

7. Brokkoli hinzufügen und 2 Minuten mitdünsten. Pfanneninhalt zu den Hähnchenstücken geben.

8. Das restliche Öl in die Pfanne geben und den Knoblauch darin anbraten.

9. Sojasauce und Brühe zugießen und Honig in der Sauce unter Rühren auflösen.

10. Mehl darüberstreuen und Sauce unter ständigem Rühren (damit das Mehl nicht klumpt) sämig köcheln, evtl. noch etwas Brühe nachgießen.

11. Die beiseite gestellten gebratenen Zutaten wieder in die Pfanne geben, gut vermengen und 5 Minuten bei niedriger Hitze durchziehen lassen.

Tipp:

Vor dem Servieren mit 1 TL ungeschälten Sesamsamen bestreuen.

Hähnchen-Frikadellen mit Tomaten-Zwiebel-Mix

FÜR 1 PORTION
PRO PORTION: 585 KCAL/30,5 G KH/53,6 G P/25,7 G F

ZUTATEN:

1 kleine rote Zwiebel
150 g Hähnchenbrustfilet
1–2 EL Paniermehl
1 EL geriebener Parmesan
1 Ei
Salz, Pfeffer
60 g Erbsen (aus der Dose)
1 Knoblauchzehe
2 TL Öl, z.B. Olivenöl
3 Tomaten
1 EL Essig, z.B. Balsamico bianco
1 Prise Erythrit oder Süßungsmittel nach Belieben
100 g Naturjoghurt (1,5 % Fett)
etwas Kräutersalz

1. Zwiebel abziehen und würfeln. $1/3$ der Zwiebelwürfel beiseite legen, den Rest in eine Schüssel geben.

2. Hähnchenbrustfilet sehr klein hacken oder mit einer Küchenmaschine zu Gehacktem zerkleinern.

3. Hähnchenbrustfilet mit 1 EL Paniermehl, Parmesan, Ei, Salz, Pfeffer und Erbsen zu den Zwiebeln in die Schüssel geben.

4. Knoblauch schälen, hinzupressen und alles gut verkneten. Ist die Masse zu klebrig, noch etwas Paniermehl einarbeiten. Aus der Masse mit feuchten Händen Frikadellen formen.

5. 1 TL Öl in einer Pfanne erhitzen und die Frikadellen darin von beiden Seiten gut durchbraten.

6. Tomaten waschen, den Stielansatz entfernen und das Fruchtfleisch in kleine Stücke schneiden. Mit den restlichen Zwiebelwürfeln, dem restlichen Öl, Essig und Erythrit in einer Schüssel vermischen. Mit Salz und Pfeffer abschmecken.

7. Joghurt in eine Schüssel geben, mit Kräutersalz würzen und durchrühren.

8. Hähnchen-Frikadellen mit Joghurt-Dip und Tomatensalat genießen.

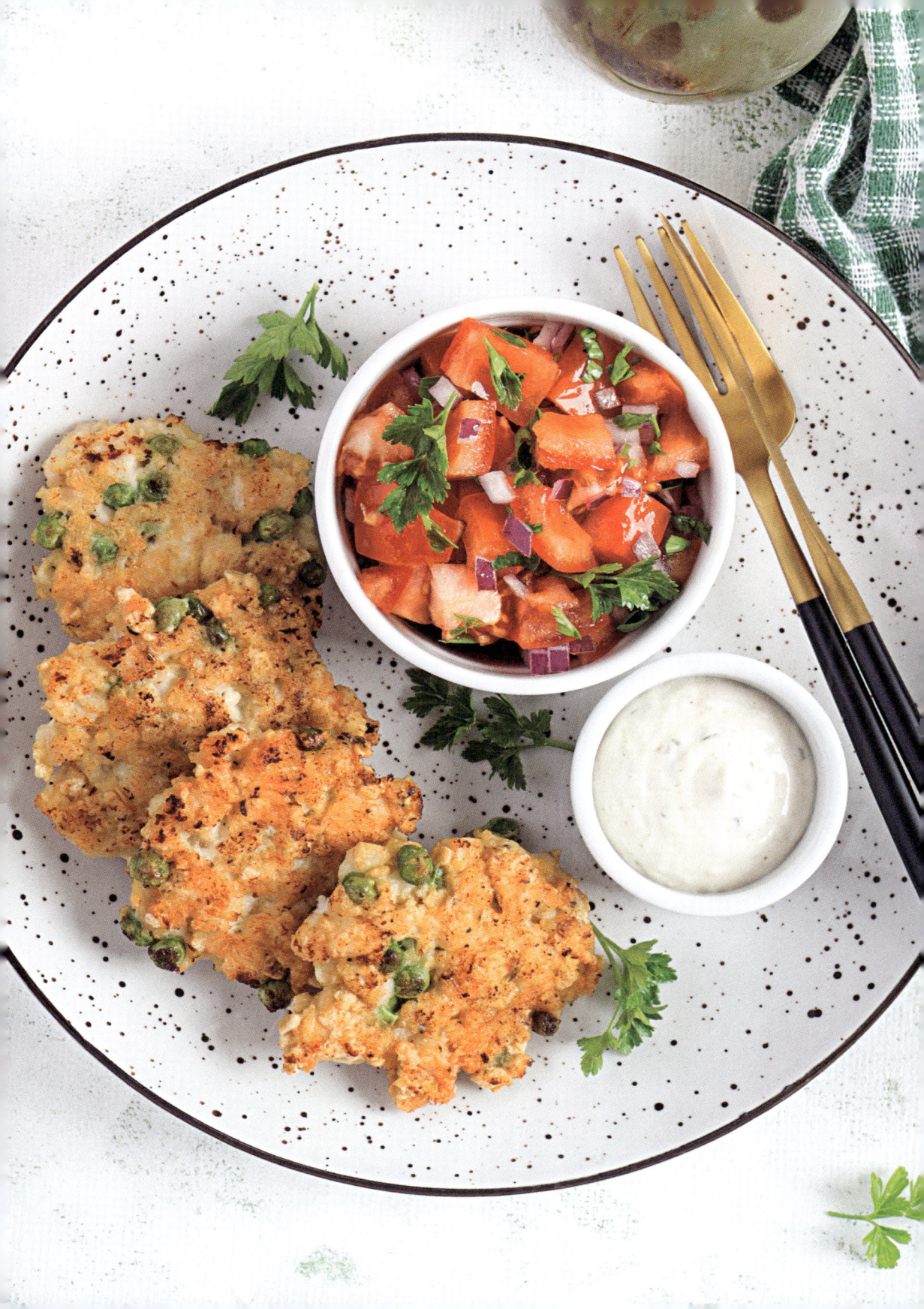

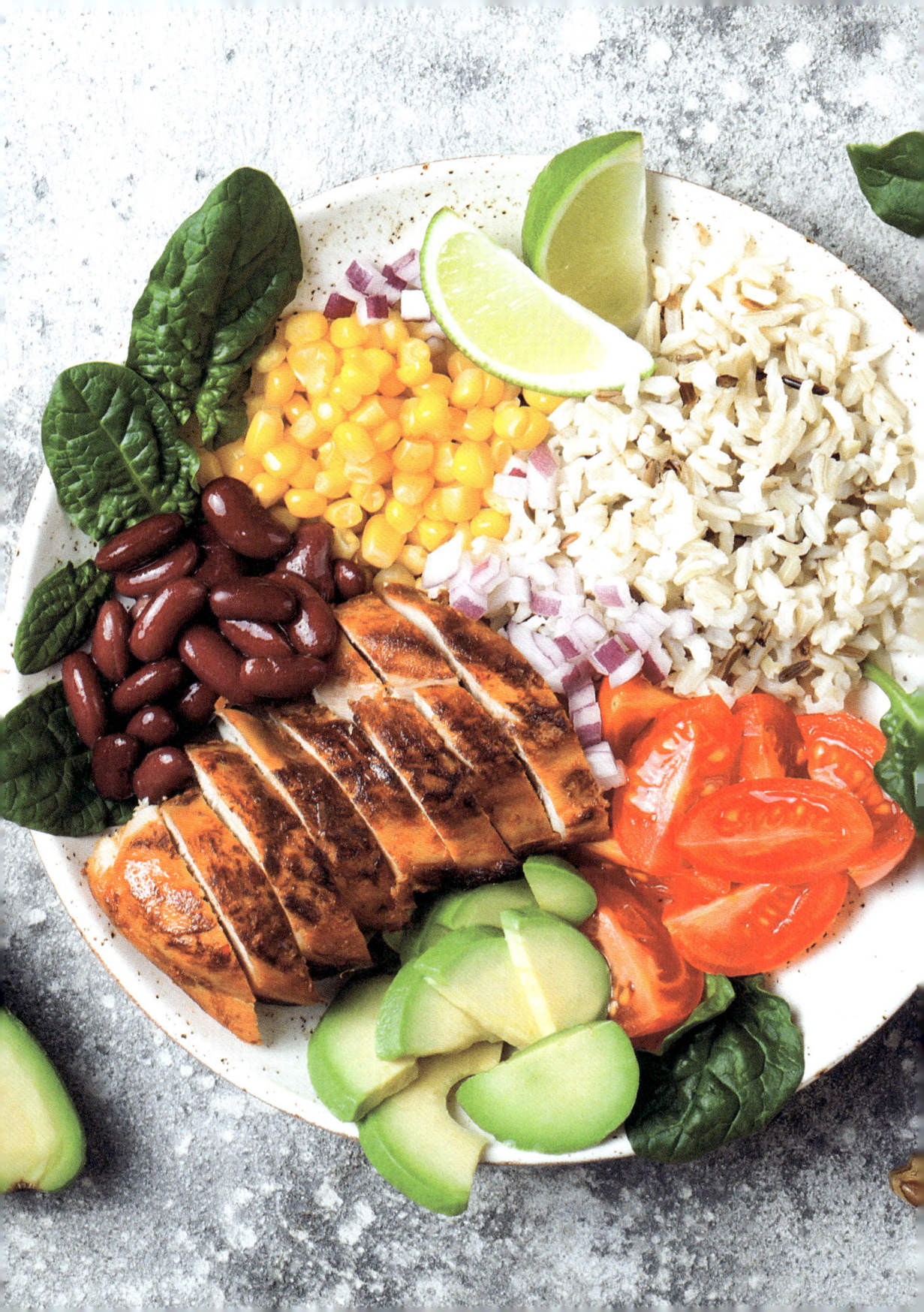

Mexikanische Bowl mit Joghurt-Kräuter-Sauce

Mexikanische Bowl

FÜR 2 PORTIONEN
PRO PORTION: 463 KCAL/41,6 G KH/34,7 G P/14,9 G F

ZUTATEN:

- 2 Hähnchenbrustfilets à 100 g
- 1 TL Öl, z.B. Olivenöl
- Salz, Pfeffer
- 70 g Reis
- 6 Kirschtomaten
- 125 g Kidneybohnen (aus der Dose)
- 140 g Mais (aus der Dose)
- ½ Limette
- 1 kleine Avocado (ca. 120 g Fruchtfleisch)
- 1 Handvoll Blattspinat

1. Hähnchenbrustfilet waschen, mit Küchenpapier trocken tupfen, dann rundherum mit Öl einpinseln, salzen und pfeffern.

2. Eine Pfanne erhitzen und das Hähnchenbrustfilet darin von beiden Seiten scharf anbraten, dann bei mittlerer Hitze in ca. 10 Minuten durchgaren.

3. In der Zwischenzeit den Reis nach Packungsanleitung in einem Topf mit Salzwasser garen. Den fertigen Reis dann in ein Sieb abgießen.

4. Während der Reis kocht, die Kirschtomaten waschen und in Schnitze schneiden.

5. Kidneybohnen in ein Sieb geben, mit Wasser durchspülen und abtropfen lassen.

6. Mais ebenso in einem Sieb abtropfen lassen.

7. Die Limette auspressen.

8. Avocado halbieren, den Kern entfernen, das Fruchtfleisch mit einem Löffel vorsichtig aus der Schale lösen, in Stücke schneiden und mit Limettensaft beträufeln, um Verfärbungen zu vermeiden.

9. Blattspinat waschen, verlesen und abtropfen lassen.

10. Aus den vorbereiteten Zutaten die mexikanische Bowl zusammenstellen.

Tipp:

Probiere die Bowl mit einer leckeren Joghurt-Kräuter-Sauce (S. 162) aus.

Joghurt-Kräuter-Sauce

FÜR 2 PORTIONEN
PRO PORTION: 68 KCAL/8,8 G KH/6,6 G P/2,3 G F

ZUTATEN:

½ Bund Kräuter, z.B.
    Petersilie
1 Knoblauchzehe
250 g Naturjoghurt
    (1,5 % Fett)
1 EL Limettensaft
(Kräuter-)Salz, Pfeffer

1. Kräuter waschen, trocken schütteln und hacken. Dann in eine Schüssel geben.

2. Knoblauch schälen und hinzupressen.

3. Joghurt und Limettensaft hinzufügen, dann alles gut verrühren. Sauce mit Salz und Pfeffer abschmecken.

Fisch und Meeresfrüchte

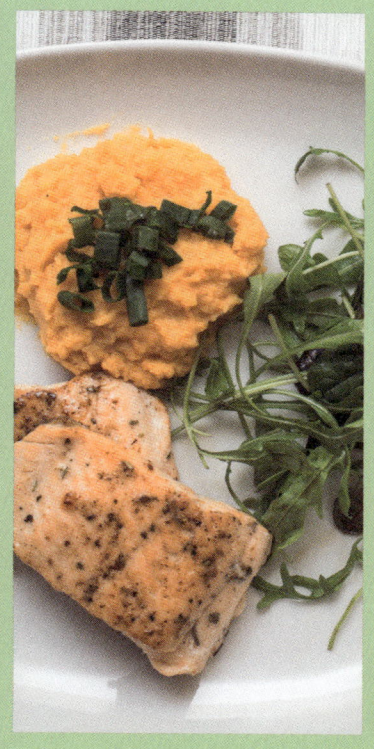
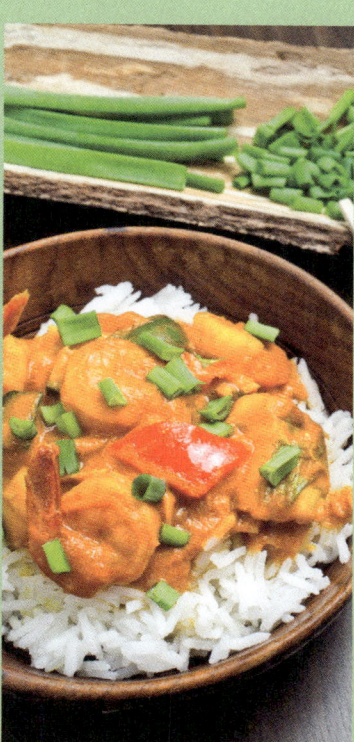
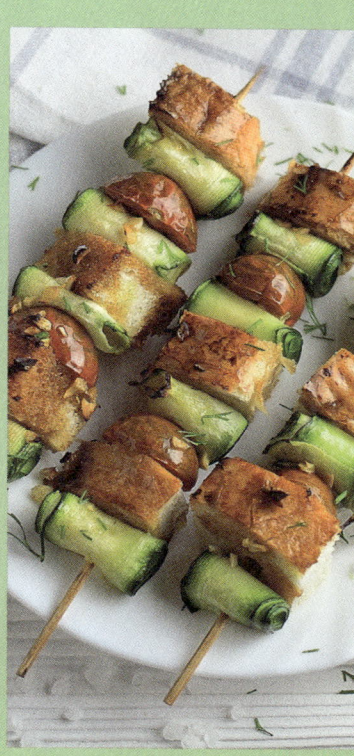

Lachs mit Süßkartoffelpüree und Rucola

FÜR 1 PORTION
PRO PORTION: 547 KCAL/ 44 G KH/ 37,6 G P/ 22,9 G F

ZUTATEN:

150 g Lachsfilet
Salz, Pfeffer
1 TL Zitronensaft
1 TL Öl, z.B. Olivenöl
1 Portion
   Süßkartoffelpüree
   (S. 162)
1 Handvoll Rucola
3 Halme Schnittlauch
1 TL Balsamico rosso

1. Lachsfilet waschen und mit Küchenpapier trocken tupfen. Auf beiden Seiten mit Salz und Pfeffer würzen und mit Zitronensaft beträufeln.

2. Öl in einer Pfanne erhitzen und den Lachs darin auf beiden Seiten je 3–4 Minuten braten. Dann den Herd ausschalten und den Lachs noch 3–5 Minuten in der Pfanne durchgaren.

3. Währenddessen das Süßkartoffelpüree in einem Topf langsam erwärmen.

4. Rucola und Schnittlauch waschen und trocken schütteln. Den Rucola verlesen und etwas kleiner zupfen, den Schnittlauch in Röllchen schneiden.

5. Lachs mit dem Süßkartoffelpüree und dem Rucola anrichten. Das Püree mit Schnittlauch bestreuen und den Rucola mit Balsamico beträufeln.

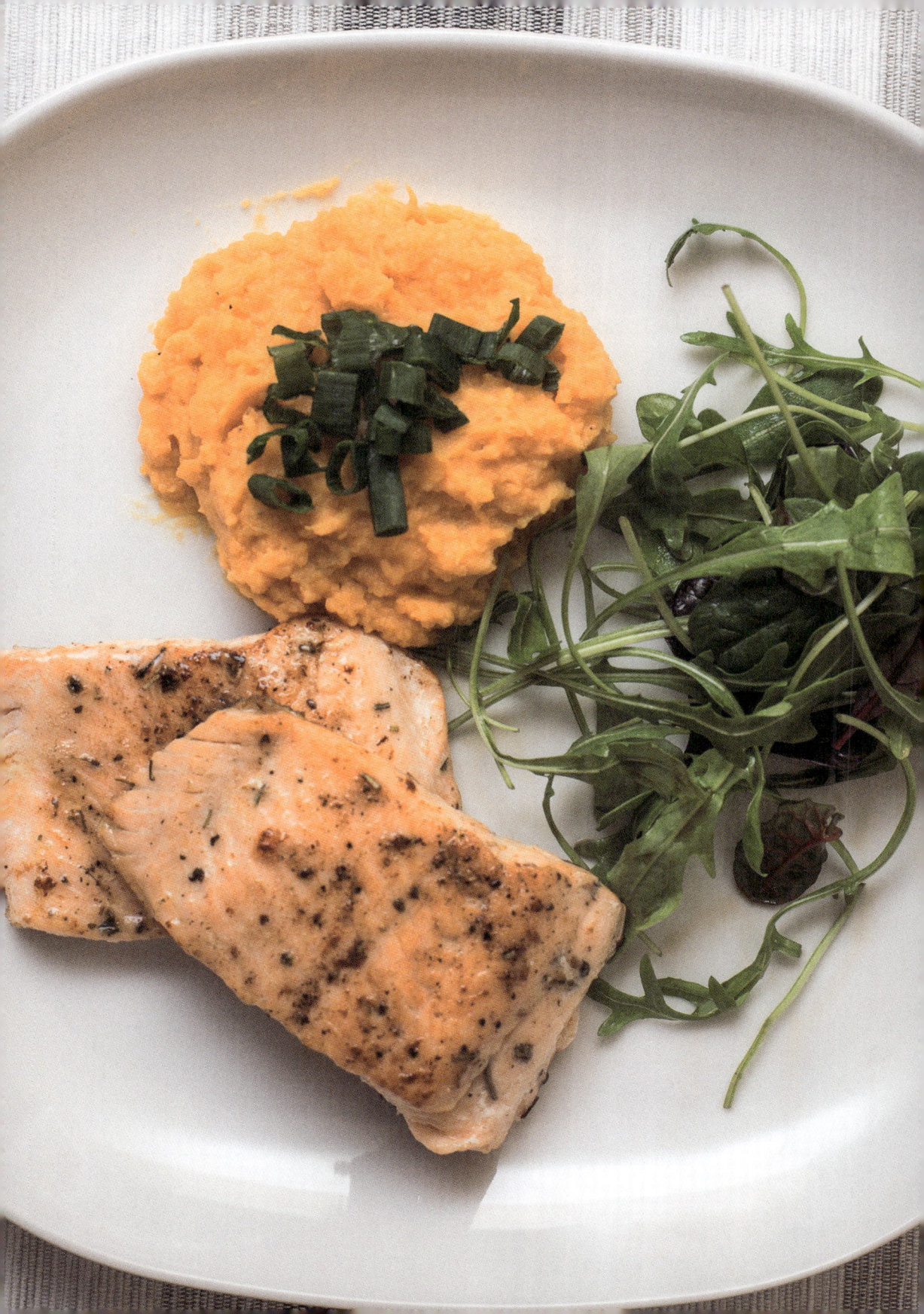

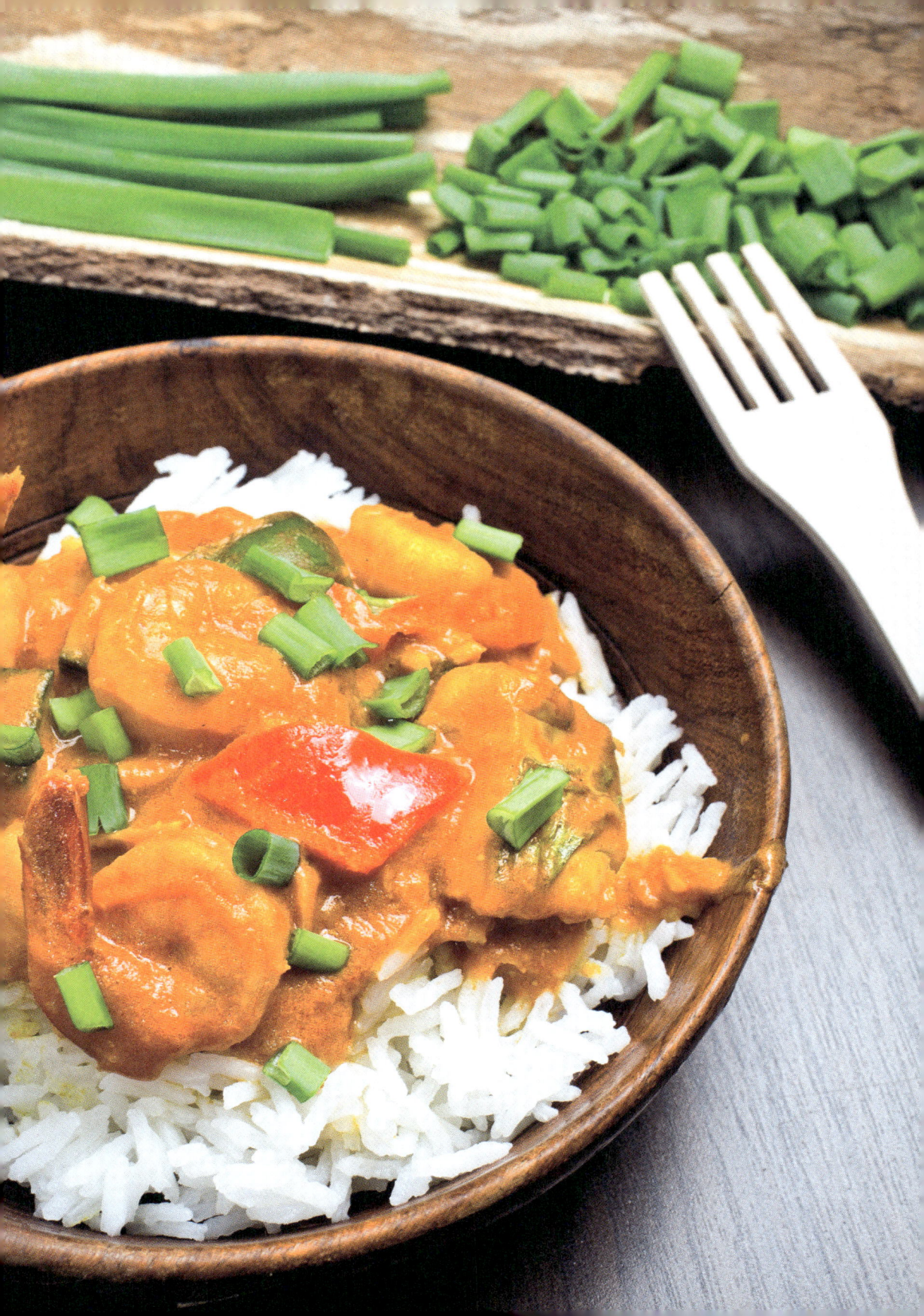

Garnelen-Curry mit Reis

FÜR 2 PORTIONEN
PRO PORTION GARNELEN-CURRY: 287 KCAL/12,5 G KH/17,2 G P/17,4 G F
PRO PORTION REIS: 281 KCAL/59,2 G KH/6,2 G P/1,8 G F

ZUTATEN:

250 g küchenfertige Garnelen

1 Zwiebel

1 Knoblauchzehe

1 Stück Ingwer (ca. ½ cm)

1 TL Öl, z.B. Olivenöl

400 g gehackte Tomaten (aus der Dose)

200 ml fettreduzierte Kokosmilch

1 TL Currypulver

½ TL edelsüßes Paprikapulver

Salz, Pfeffer

1 TL rote Currypaste (optional)

160 g Reis

etwas Chilipulver (optional)

1. Garnelen in einem Sieb mit Wasser abspülen und abtropfen lassen.

2. Zwiebel und Knoblauch abziehen und klein würfeln.

3. Ingwer schälen und hacken.

4. Öl in einem Topf erhitzen und Zwiebel, Knoblauch und Ingwer darin andünsten.

5. Gehackte Tomaten, Kokosmilch, Gewürze und Currypaste, falls verwendet, hinzufügen und ca. 15 Minuten köcheln lassen. Dabei gelegentlich umrühren.

6. Währenddessen den Reis nach Packungsanleitung in einem Topf mit Salzwasser bissfest garen.

7. Garnelen in das Curry geben und 5 Minuten sanft mitköcheln lassen. Nach Belieben mit Chilipulver abschmecken.

8. Fertigen Reis in ein Sieb abgießen und mit dem Curry servieren.

Fisch mit Paprikasauce

FÜR 1 PORTION
PRO PORTION: 384 KCAL/30,8 G KH/30,5 G P/13,9 G F

ZUTATEN:

1 rote Paprikaschote
250 g passierte Tomaten
 (aus der Dose)
100 ml Kochsahne
 (7 % Fett)
etwas gem. Kreuzkümmel
etwas edelsüßes
 und rosenscharfes
 Paprikapulver
Salz, Pfeffer
½ TL getr. Oregano
150 g Fischfilet, z.B.
 Kabeljau
1 EL Mehl
1 Knoblauchzehe
1 TL Öl, z.B. Olivenöl

1. Paprika waschen, putzen und in kleine Stücke schneiden.

2. Paprika, passierte Tomaten, Kochsahne, Gewürze und Oregano in einen Topf geben, vermischen und zum Kochen bringen. Dann die Hitze reduzieren und das Ganze bei mittlerer Hitze 15–20 Minuten köcheln lassen, bis die Paprikastücke weich sind.

3. Fisch waschen, mit Küchenpapier trocken tupfen, salzen, pfeffern und in Mehl wenden.

4. Knoblauch abziehen und hacken.

5. Öl in einer Pfanne erhitzen und Fisch und Knoblauch darin anbraten. Dabei den Fisch nach 3–4 Minuten wenden und weitere 3–4 Minuten garen (je nach Dicke des Filets).

6. Paprikasauce im Topf mit dem Stabmixer pürieren und mit dem Fisch anrichten.

Tipp:

Wer möchte, kann dazu Reis reichen und gehackte Kräuter über den Fisch und die Sauce streuen.

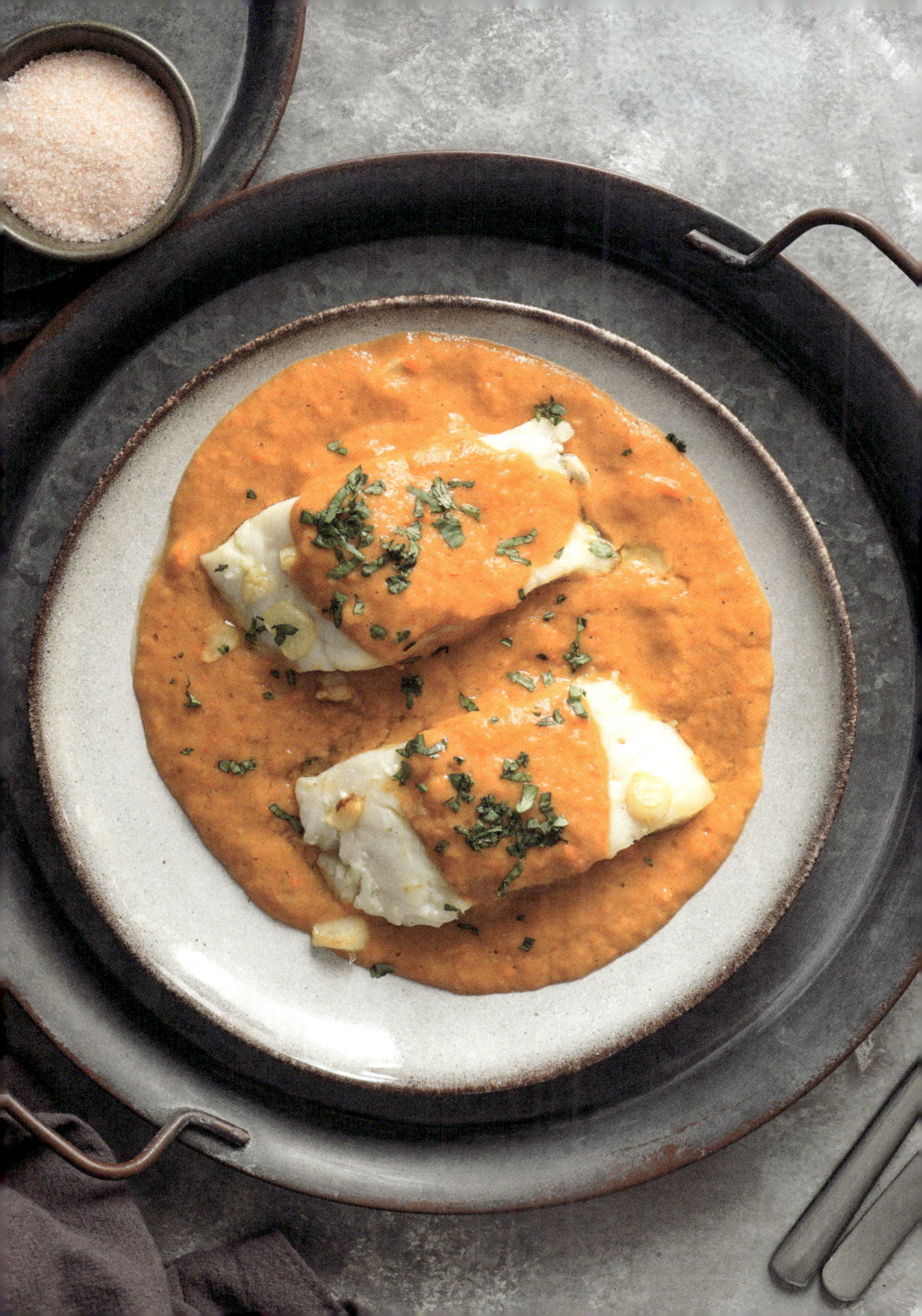

Lachsspieße

FÜR 1 PORTION
PRO PORTION: 349 KCAL/5 G KH/35,5 G P/19 G F

ZUTATEN:

150 g Lachsfilet
Salz, Pfeffer
1 TL Zitronensaft
1 kleine Zucchini
   (ca. 250 g)
1 EL Öl, z.B. Olivenöl

1. Lachsfilet waschen, mit Küchenpapier trocken tupfen und dann in grobe Stücke schneiden. Rundherum mit Salz und Pfeffer würzen und mit Zitronensaft beträufeln.

2. Zucchini putzen, waschen und der Länge nach in dünne Scheiben hobeln. Die Scheiben aufrollen und abwechselnd mit den Fischstücken auf Holzspieße stecken.

3. Öl in der Pfanne erhitzen und die Spieße darin 3–4 Minuten braten, dann wenden und weitere 3–4 Minuten braten. Den Herd ausstellen und die Spieße je nach Dicke der Fischstücke noch 3–5 Minuten in der Pfanne ziehen lassen.

Tipp:

Zu den Spießen passt der Joghurt-Minz-Dip von S. 148 oder die Tomatensauce von S. 189.

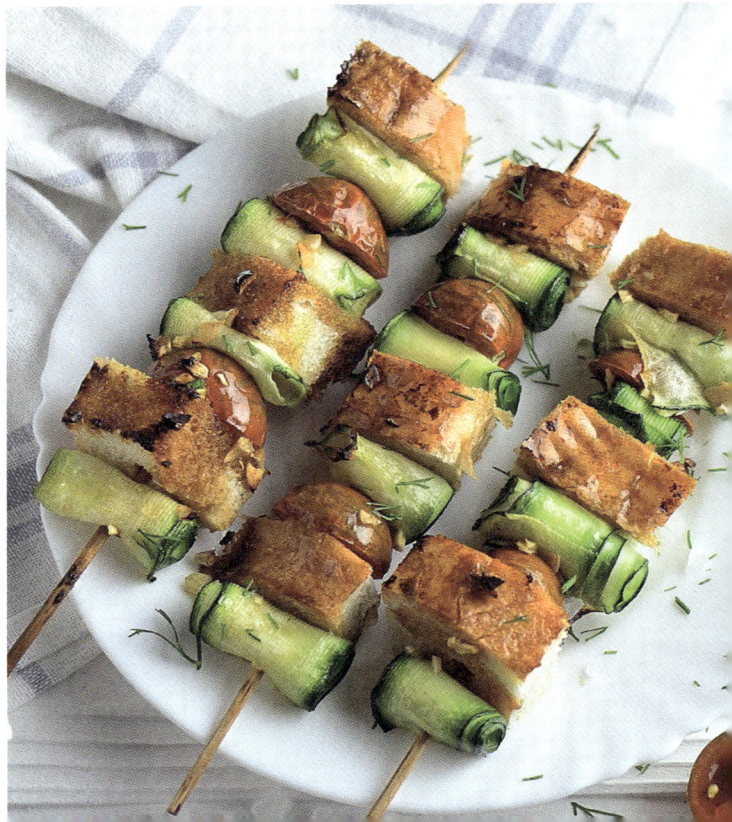

Mit Fleisch und Wurst

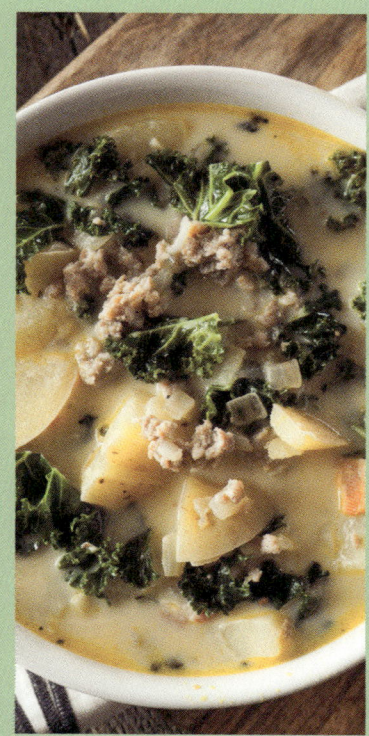
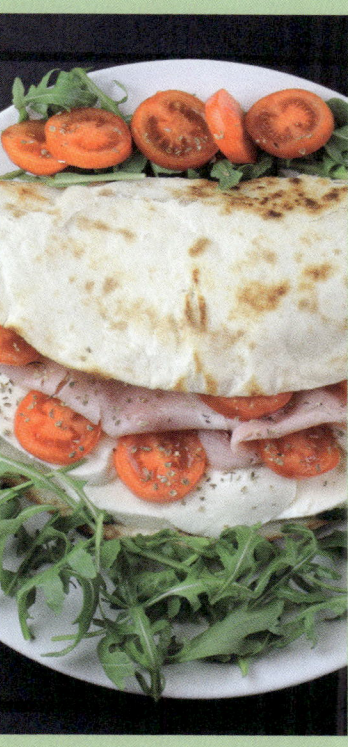
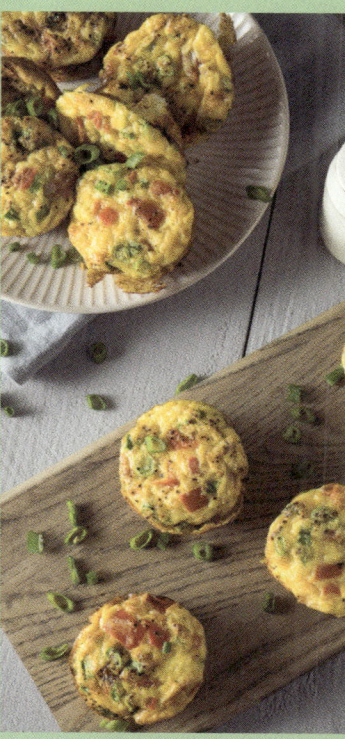

Kartoffel-Grünkohl-Topf

FÜR 2 PORTIONEN
PRO PORTION: 355 KCAL/36,6 G KH/19,6 G P/11,9 G F

ZUTATEN:

400 g Kartoffeln
1 Karotte
1 kleine Zwiebel oder
   Schalotte
400 ml Gemüsebrühe
150 ml Kochsahne
   (7 % Fett)
Salz, Pfeffer
etwas getr. Oregano
100 g Grünkohl
1 TL Öl, z. B. Olivenöl
120 g Rindertatar
   oder mageres
   Rinderhackfleisch

1. Kartoffeln und Karotte waschen, schälen und in Stücke schneiden.

2. Zwiebel abziehen und hacken.

3. Kartoffeln, Karotte und Zwiebel mit Gemüsebrühe, Kochsahne, Salz, Pfeffer und Oregano in einen Topf geben, zum Kochen bringen und dann bei mittlerer Hitze 15–20 Minuten köcheln, bis das Gemüse fast gar, aber noch bissfest ist. Nun einige Kartoffel- und Karottenstücke aus dem Topf nehmen und für später zurücklegen. Suppe weitere 10 Minuten köcheln lassen, bis das Gemüse weich ist.

4. In der Zwischenzeit den Grünkohl waschen, putzen und die Blätter klein zupfen.

5. Öl in einer Pfanne erhitzen und das Rindertatar darin krümelig braten. Mit Salz und Pfeffer würzen. Aus der Pfanne nehmen und beiseite stellen.

6. Grünkohl in die Pfanne geben und ca. 5 Minuten dünsten.

7. Kartoffelsuppe mit dem Stabmixer pürieren, dann Rindertatar, Grünkohl und das beiseite gelegte Gemüse hinzufügen und gut untermischen. Den Herd ausschalten und den Topf noch ca. 3 Minuten auf dem Herd stehen lassen.

Tipp:

Anstatt Grünkohl kannst du auch Wirsing oder Weißkohl verwenden.
Dazu schmeckt 1 Dinkel-Quark-Vollkornbrötchen (S. 186) oder 1 Scheibe Eiweißbrot (S. 182).

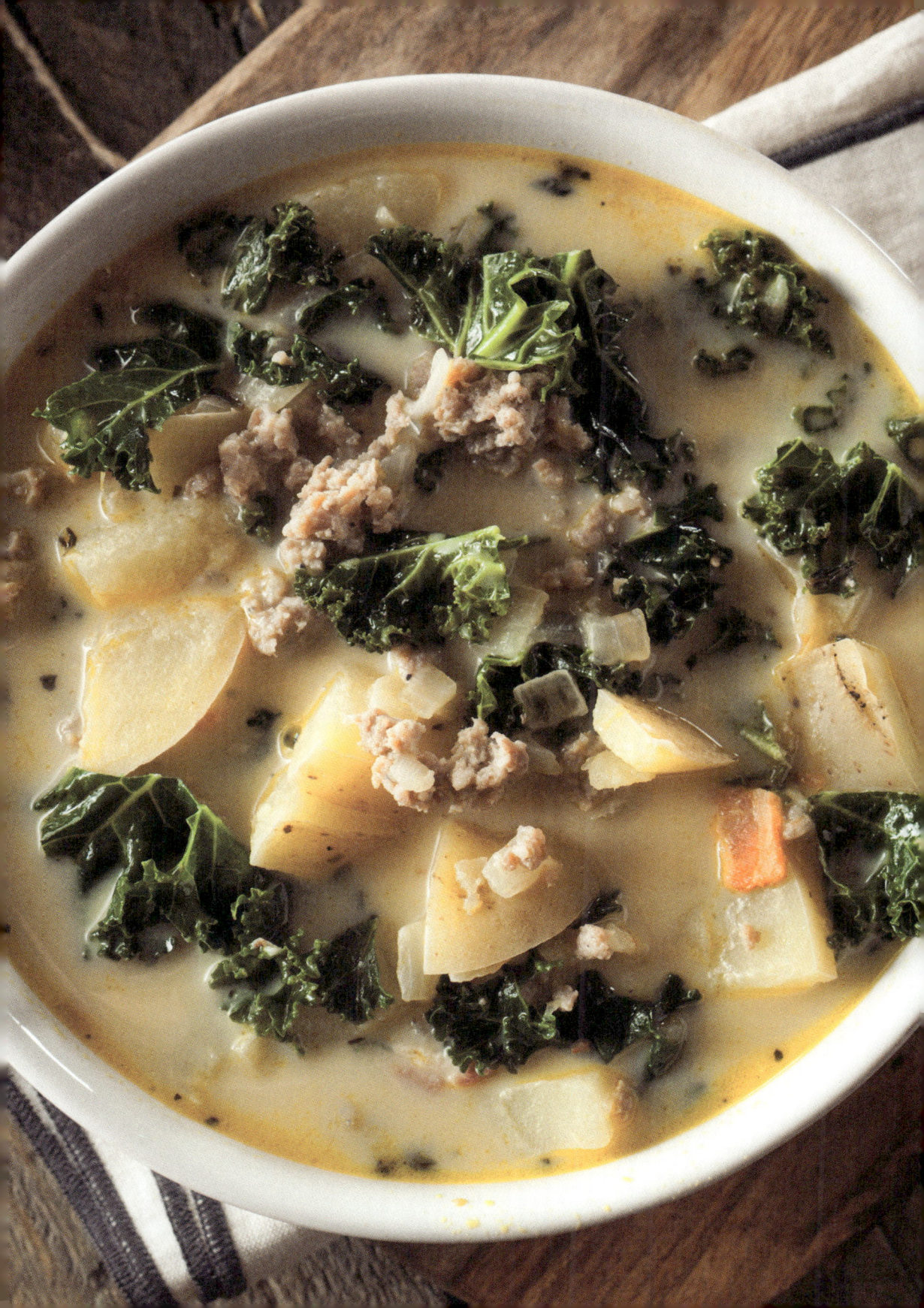

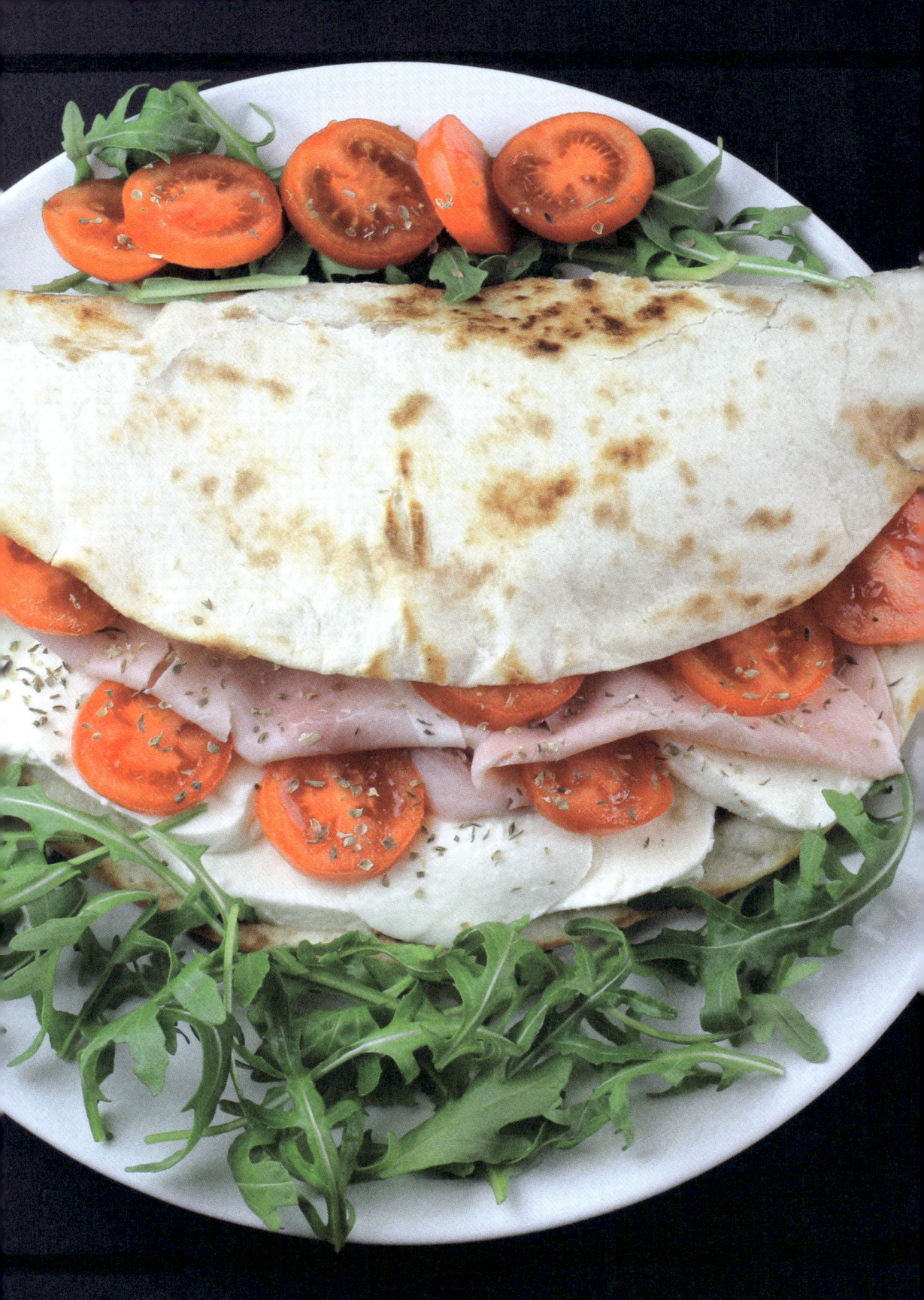

Tortillafladen mit italienischer Füllung

FÜR 1 PORTION
PRO PORTION: 439 KCAL/28,6 G KH/42,2 G P/15,1 G F

ZUTATEN:

150 g Kirschtomaten
50 g Salat, z.B. Rucola
125 g Mozzarella
  (8,5 % Fett)
1 Weizen-Tortillafladen
2 Scheiben gekochter
  Schinken
(Kräuter-)Salz, Pfeffer
etwas Balsamico rosso
  (optional)

1. Kirschtomaten waschen und in Scheiben schneiden.

2. Salat waschen, verlesen, trocken schütteln und bei Bedarf etwas kleiner zupfen.

3. Mozzarella in Scheiben schneiden.

4. Eine beschichtete Pfanne ohne Fett erhitzen und den Tortillafladen darin auf beiden Seiten kurz anbraten.

5. Fladen auf einer Hälfte mit Mozzarella, Tomate (einige Scheiben zum Servieren beiseite legen) und Schinken belegen. Mit Salz und Pfeffer würzen. Die leere Hälfte etwas versetzt darüberklappen.

6. Salat und die restlichen Tomaten mit der Tortilla auf einem Teller anrichten und nach Belieben mit Balsamico beträufeln.

Pizza-Eier-Muffins

FÜR 3 PORTIONEN (6 STÜCK)
PRO STÜCK: 133 KCAL/3 G KH/12,2 G P/7,4 G F

ZUTATEN:

120 g rote Paprikaschote
100 g Champignons oder
    Pilze aus dem Glas
100 g gekochter Schinken
    in Scheiben
7 Eier
3 EL Reibekäse
    (16 % Fett)
etwas Pizzagewürz oder
    getr. Oregano
Salz, Pfeffer
Butter für die Form
1 EL Schnittlauch

1. Backofen auf 180 °C Umluft vorheizen.

2. Paprikaschote waschen, putzen und in kleine Würfel schneiden.

3. Champignons säubern und in Scheiben schneiden.

4. Schinken klein würfeln.

5. Eier in eine Schüssel aufschlagen und mit dem Schneebesen gut verquirlen.

6. Paprika, Champignons, Schinken und Reibekäse zu den Eiern in die Schüssel geben und mit Pizzagewürz, Salz und Pfeffer würzen. Alles gut verrühren.

7. Eiermasse in 6 gefettete Mulden eines Muffinblechs gießen und 25–30 Minuten im Ofen backen. Nach der Backzeit mit Schnittlauch bestreuen.

Tipp:

Die Eier-Muffins sind beliebig variierbar, zum Beispiel mit Hähnchenbruststücken, Putenwurst, Brokkoli, Tomaten oder Spinat.

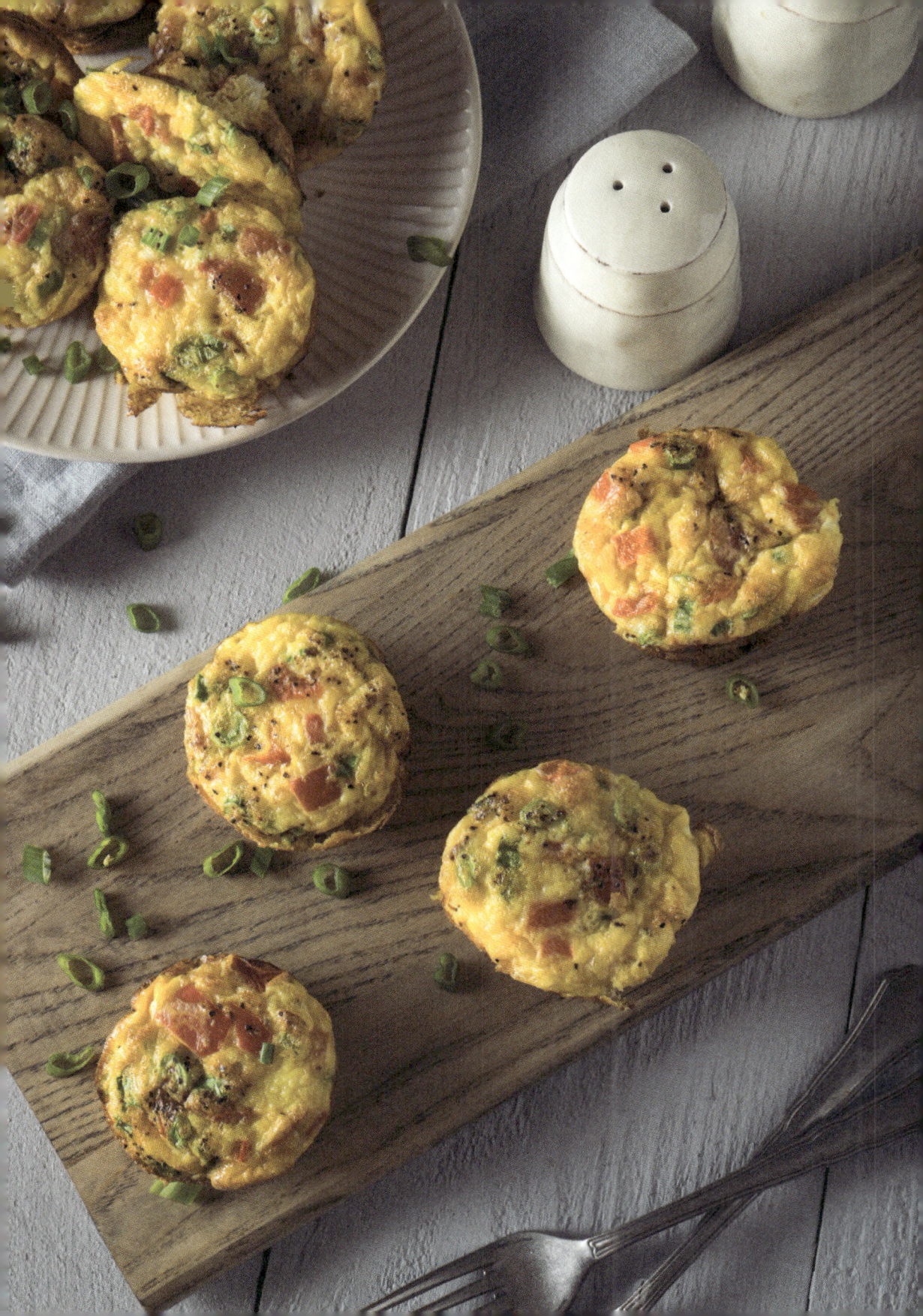

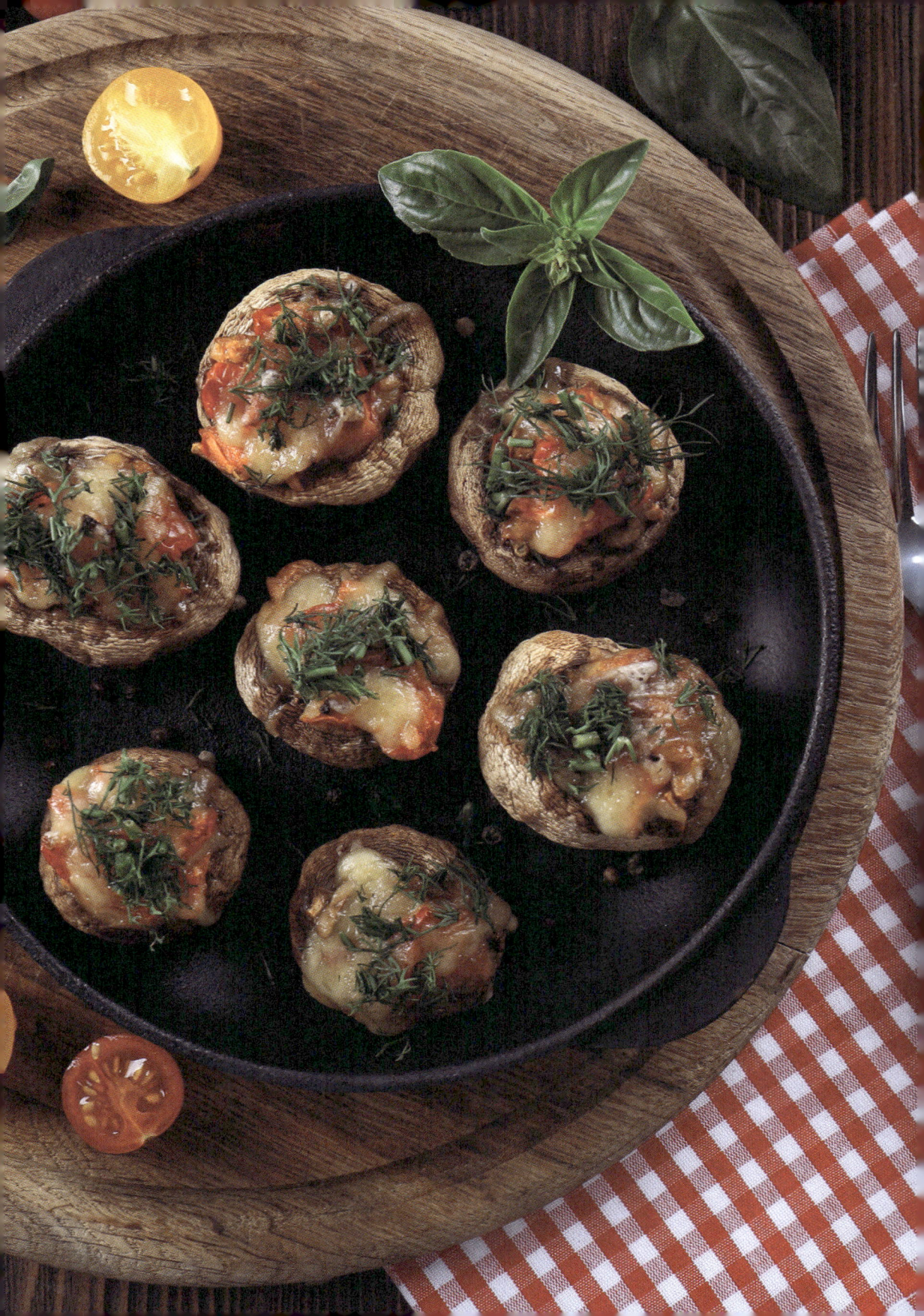

Gefüllte Champignons

FÜR 1 PORTION
PRO PORTION: 207 KCAL/4,4 G KH/25,2 G P/8,4 G F

ZUTATEN:

7 weiße Champignons
3 Kirschtomaten
1 Stängel Petersilie
80 g Rindertatar
  oder mageres
  Rinderhackfleisch
½ TL Tomatenmark
Salz, Pfeffer
etwas edelsüßes
  und rosenscharfes
  Paprikapulver
1 Knoblauchzehe
2 EL Reibekäse
  (16 % Fett)
Öl für die Form

1. Backofen auf 180 °C Umluft vorheizen.

2. Champignons säubern und die Stiele herausdrehen.

3. Tomaten waschen und in kleine Würfel schneiden.

4. Petersilie waschen, trocken schütteln und hacken.

5. Rindertatar in einer Schüssel mit Tomatenmark und Petersilie vermischen und mit Salz, Pfeffer und Paprikapulver würzen.

6. Knoblauch schälen und hinzupressen. Tomatenstücke zugeben und alles gut verkneten.

7. Die Pilze mit der Mischung füllen und mit Reibekäse bestreuen.

8. Pilze in eine gefettete Auflaufform setzen und ca. 20 Minuten im Ofen backen.

Rindersteak auf Salatbett

FÜR 2 PORTIONEN
PRO PORTION: 296 KCAL/10,7 G KH/11,1 G F/30,1 G P

ZUTATEN:

250 g Feldsalat
2 rote Zwiebeln
8–10 Cherrytomaten
2 EL Balsamico rosso
2 EL Öl
1 EL Wasser
Salz, Pfeffer
250 g Minutensteak
   vom Rind

1. Salat waschen, verlesen und trocken schleudern.

2. Zwiebeln abziehen, 1 Zwiebel in Ringe schneiden, die andere für das Dressing hacken.

3. Cherrytomaten waschen, abtrocknen und halbieren.

4. Essig, 1 EL Öl, Wasser, gehackte Zwiebeln, Salz und Pfeffer in einer Schüssel zu einem Dressing vermischen.

5. Steak abwaschen, mit Küchenpapier trocken tupfen und mit Salz und Pfeffer würzen.

6. 1 EL Öl in eine (Grill-)Pfanne geben und das Steak darin scharf anbraten.

7. Salatbett aus Feldsalat, Cherrytomaten und Zwiebelringen legen, das Dressing darübergießen und das gebratene Steak dazu servieren.

Tipp:

Das Steak schmeckt noch besser, wenn du frische Kräuter darüberstreust.

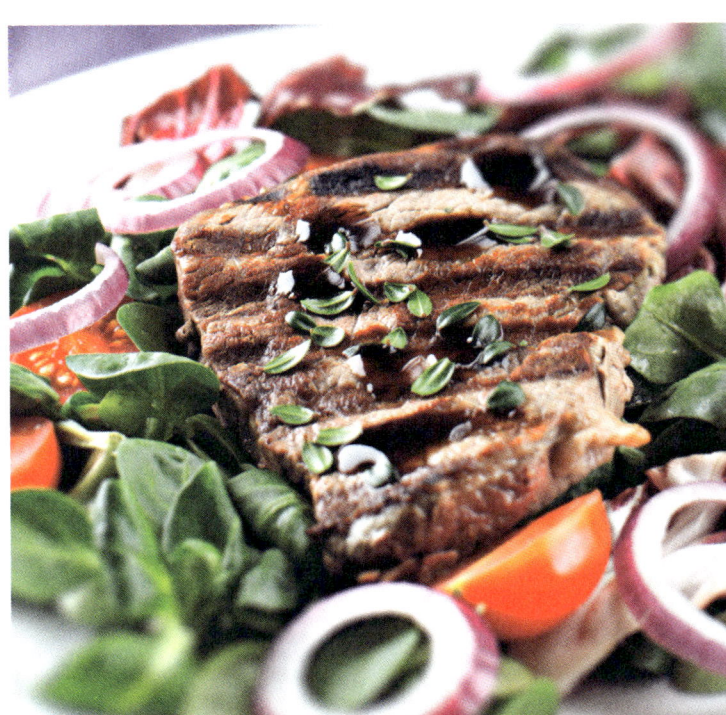

Brot, Brötchen und Muffins

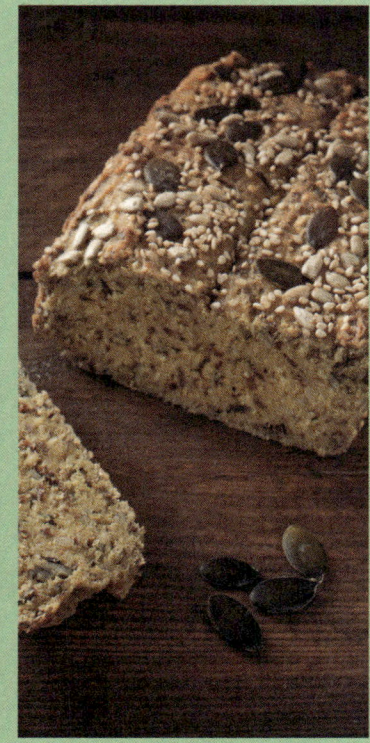
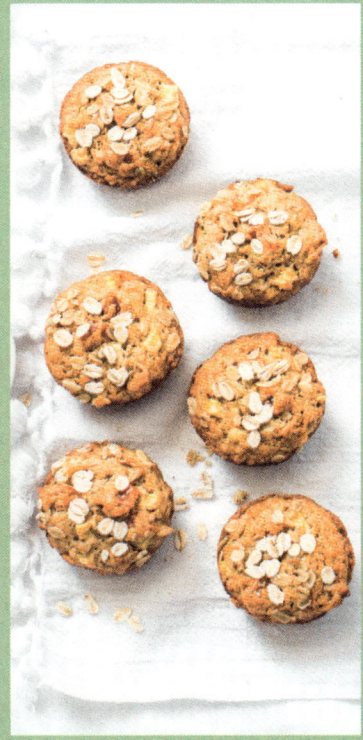
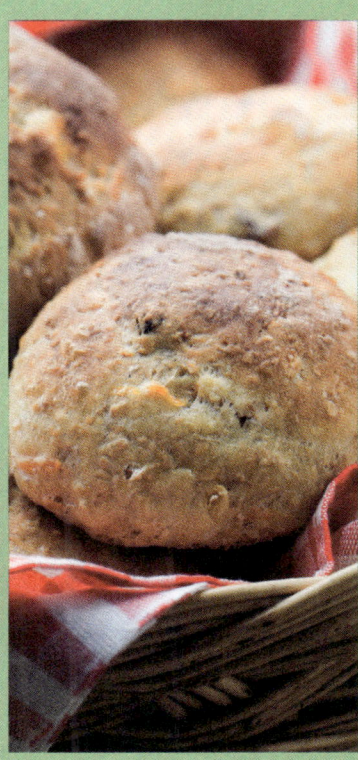

Eiweißbrot

FÜR 1 LAIB BROT (CA. 15 SCHEIBEN)
PRO SCHEIBE: 140 KCAL/8,6 G KH/10,4 G P/6,4 G F

ZUTATEN:

6 Eier
500 g Magerquark
200 g Haferkleie
50 g geschrotete
   Leinsamen
1 ½ TL Salz
1 Päckchen Backpulver
½ TL Brotgewürzmischung
   (optional)
2 EL Kürbiskerne
2 EL Sonnenblumenkerne
2 EL ungeschälter Sesam

1. Backofen auf 180 °C Umluft vorheizen.

2. Eier und Quark in eine Schüssel geben und mit dem Schneebesen gut verrühren.

3. Haferkleie, Leinsamen, Salz, Backpulver und Brotgewürz, falls verwendet, hinzufügen und ebenfalls gut untermischen.

4. 1 EL Kürbiskerne hacken und zusammen mit 1 EL Sonnenblumenkernen und 1 EL Sesam unter den Teig heben.

5. Eine Kastenform (30 cm) mit Backpapier auskleiden und den Teig hineinfüllen.

6. Die restlichen Kerne und den Sesam auf dem Teig verteilen und etwas andrücken.

7. Das Brot der Länge nach in der Mitte einschneiden und 40 Minuten im Ofen backen.

8. Brot mitsamt Backpapier aus der Form heben und dann das Backpapier seitlich abziehen. Brot weitere 10–15 Minuten ohne Form auf ein Gitter in den Ofen stellen. Dann die Stäbchenprobe machen: Ein Stäbchen in den Laib stechen. Wenn Teig daran haften bleibt, braucht das Brot noch etwas. Das fertige Brot aus dem Ofen nehmen und abkühlen lassen.

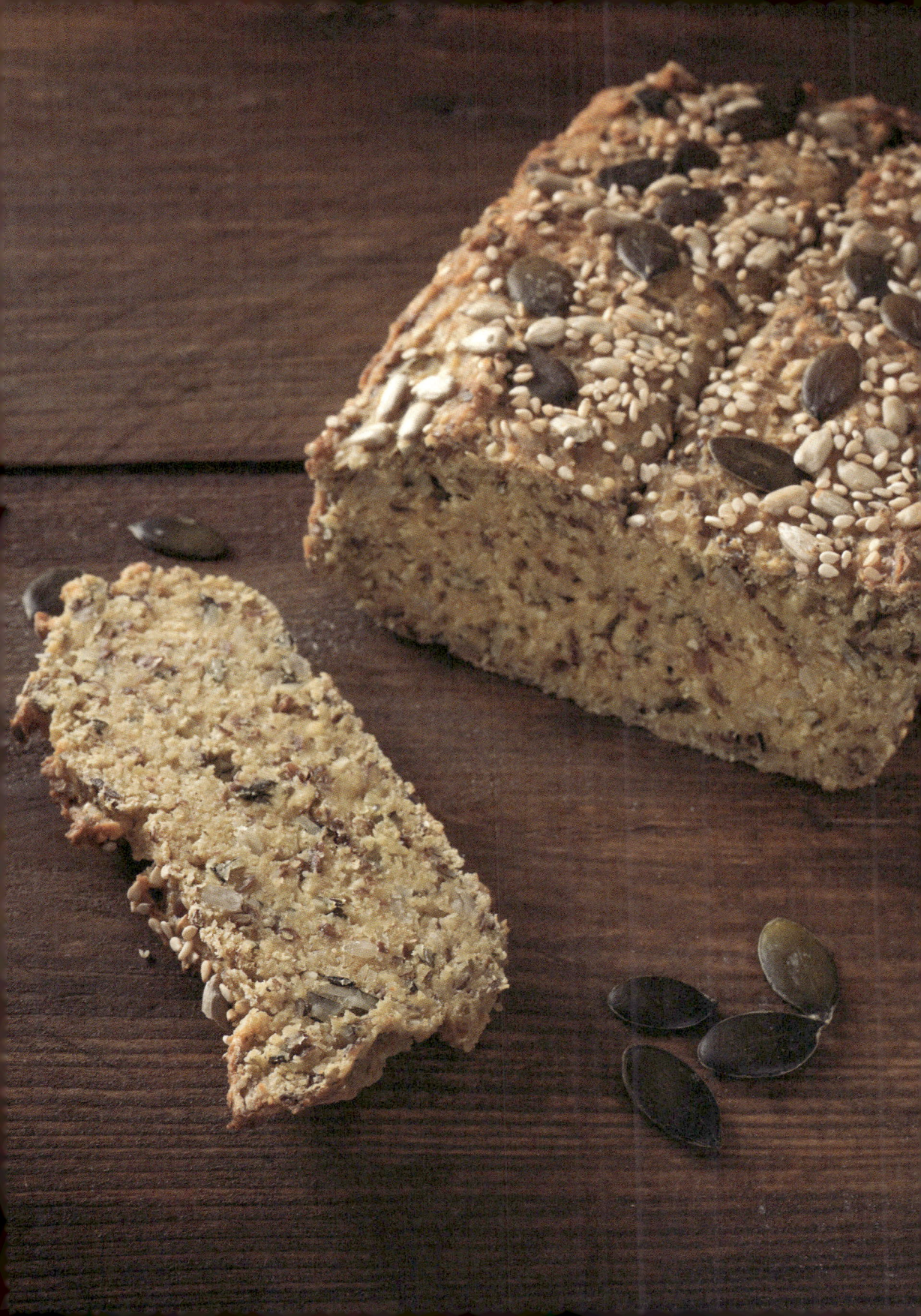

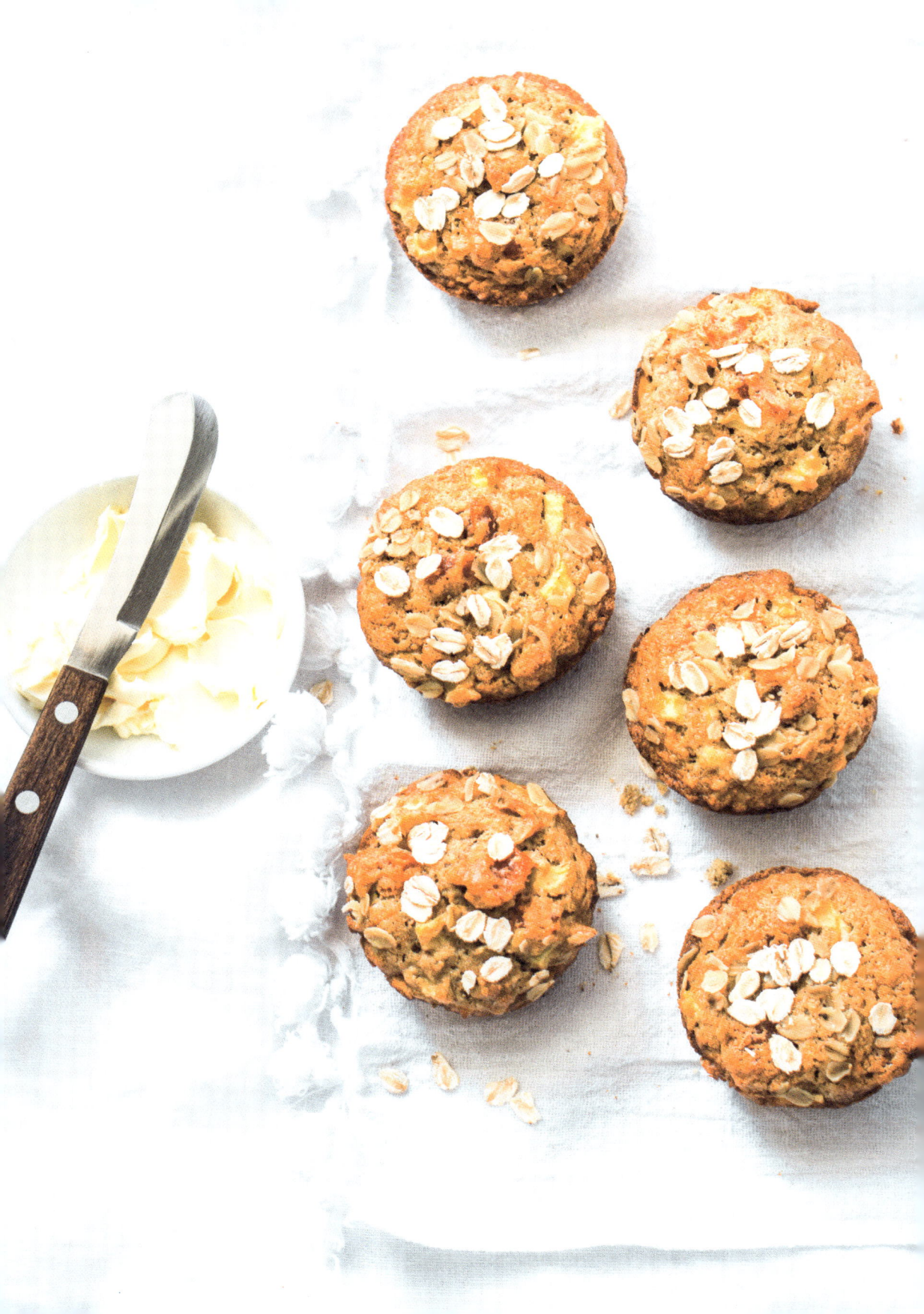

Haferflockenmuffins mit Apfel und Karotte

FÜR 3 PORTIONEN (6 STÜCK)
PRO STÜCK: 141 KCAL/13,3 G KH/4,2 G P/7,3 G F

ZUTATEN:

1 kleine Karotte
(ca. 80 g)

½ Apfel oder 2 EL
Apfelmark ohne Zucker

70 g Mehl, z. B. Dinkelmehl

1 Prise Salz

25 g Erythrit oder
Süßungsmittel nach
Belieben

2 EL gem. Mandeln

1 TL Backpulver

1 Ei

30 g geschmolzene Butter
oder Pflanzenöl

50 ml Mandeldrink

30 g Haferflocken +
mehr zum Bestreuen

1. Backofen auf 180 °C Umluft vorheizen.

2. Karotte und Apfel schälen, Apfel entkernen und beides raspeln.

3. 6 Silikon-Muffinformen mit kaltem Wasser ausspülen und trocken schütteln.

4. Mehl, Salz, Erythrit, gemahlene Mandeln und Backpulver in einer Schüssel vermengen.

5. Ei, Butter und Mandeldrink hinzufügen und alles gut mit dem Handrührgerät vermischen.

6. Die Haferflocken und die Karotten- und Apfelraspel unter den Teig heben.

7. Teig in die Silikon-Muffinformen füllen und im Ofen 25–30 Minuten backen.

8. Die fertigen Muffins aus dem Ofen holen und mit Haferflocken bestreuen.

Tipp:

Die Muffins schmecken lecker mit Butter, Frischkäse oder Hüttenkäse.

Dinkel-Quark-Vollkornbrötchen

FÜR 8 STÜCK
PRO STÜCK: 141 KCAL/21,4 G KH/9 G P/ 2 G F

ZUTATEN:
250 g Magerquark
1 Ei
½ TL Salz
250 g Mehl, z.B.
   Dinkelvollkornmehl
1 Päckchen Backpulver

1. Backofen auf 180 °C Umluft vorheizen.

2. Magerquark, Ei und Salz in einer Schüssel mit dem Handrührgerät vermischen.

3. Mehl und Backpulver unterrühren.

4. Mit den Händen aus dem Teig 8 Brötchen formen und diese auf ein mit Backpapier ausgelegtes Blech setzen.

5. Die Oberfläche der Brötchen mit Wasser bepinseln.

6. Brötchen 20–25 Minuten im Ofen backen.

Tipp:

Du kannst die Brötchen auch mit Kernen und Saaten, wie zum Beispiel Sonnenblumenkernen, Kürbiskernen, Sesam oder Chiasamen bestreuen oder diese in den Teig einkneten.

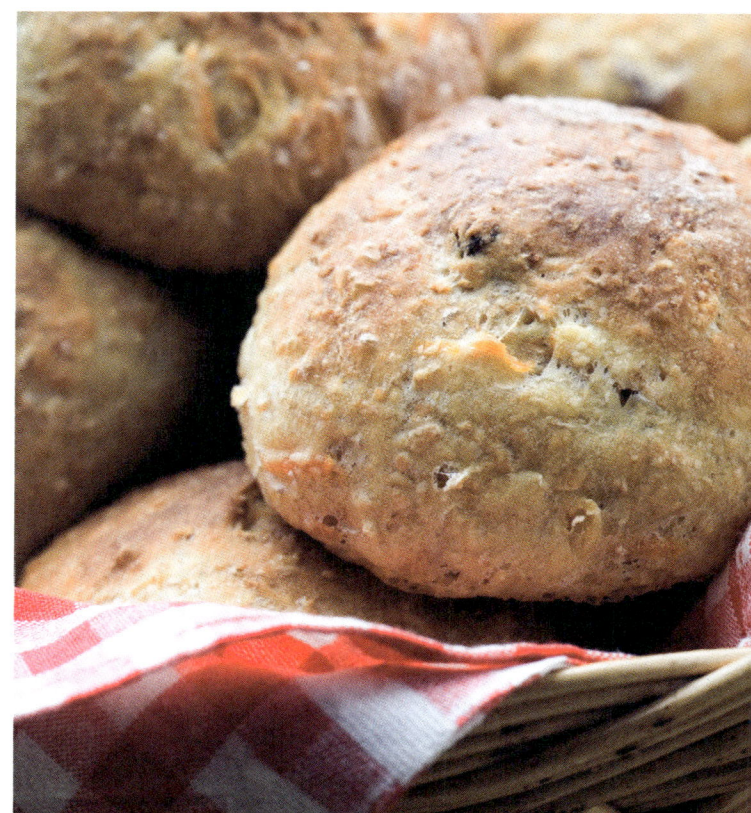

Aufstriche, Saucen und Dips

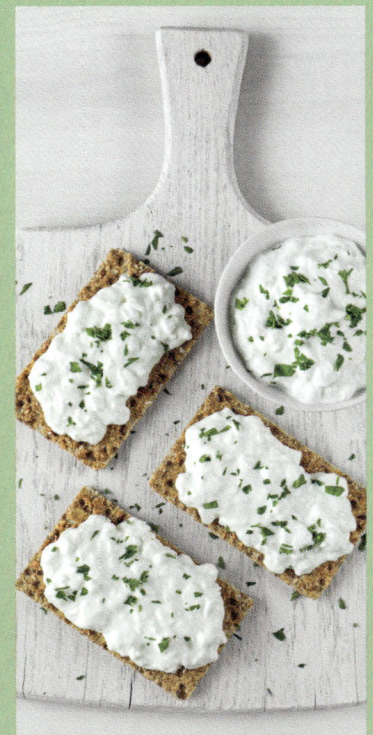
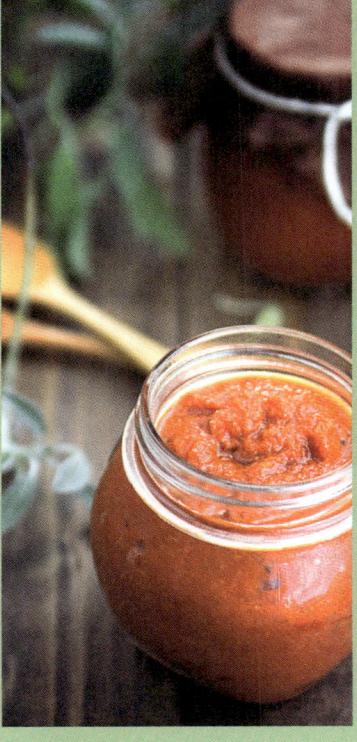
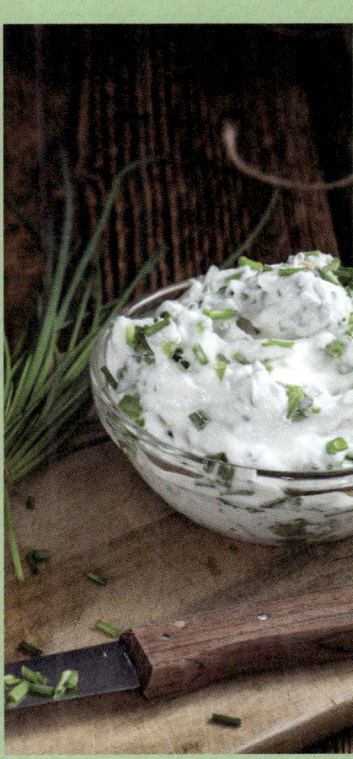

Frischkäse-Quark-Aufstrich

2 PORTIONEN
PRO PORTION: 122 KCAL/6,6 G KH/17,7 G P/2,5 G F

ZUTATEN:

- 200 g Magerquark
- 100 g Frischkäse (4 % Fett)
- 3 EL Milch oder Wasser
- ½ Schalotte oder kleine Zwiebel
- 1 TL gehackte frische Kräuter oder ½ TL getr. Kräuter, z.B. Schnittlauch, Petersilie, Kresse
- Salz, Pfeffer

1. Magerquark, Frischkäse und Milch in einer Schüssel mit dem Schneebesen glatt rühren.

2. Schalotte abziehen und klein würfeln.

3. Alle Zutaten zur Quarkmischung geben und gut vermengen. Mit Salz und Pfeffer abschmecken.

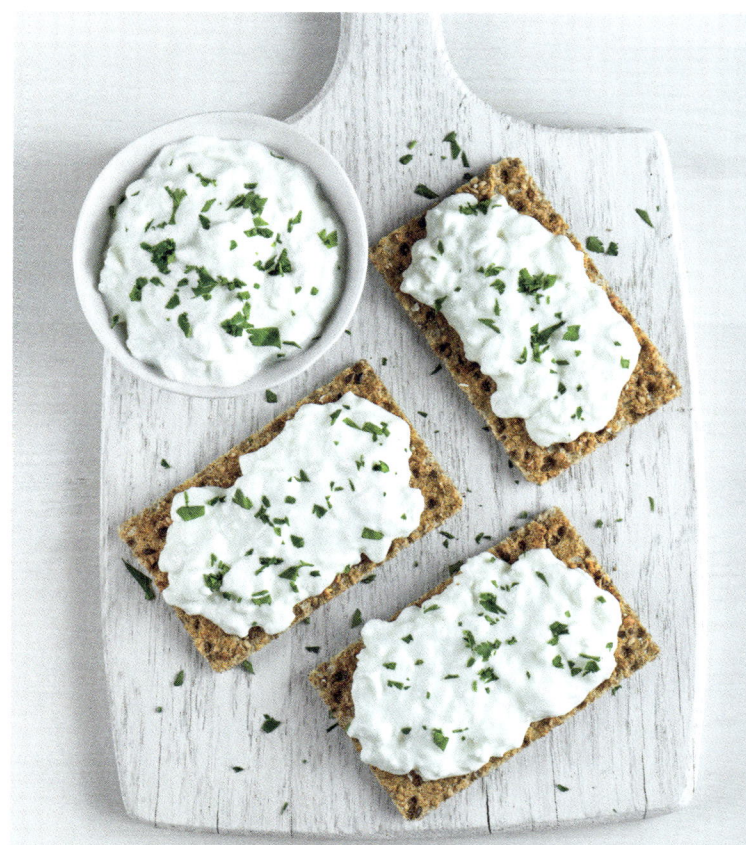

Tomatensauce

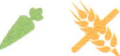

2 PORTIONEN
PRO PORTION: 80 KCAL/11 G KH/2,8 G P/4,3 G F

ZUTATEN:

1 Stängel Petersilie
1 Schalotte
1 TL Öl, z.B. Olivenöl
400 g gehackte Tomaten
  (aus der Dose)
1 TL Tomatenmark
Salz, Pfeffer

1. Petersilie waschen, trocken schütteln und hacken.

2. Schalotte abziehen und klein schneiden.

3. Öl in einer Pfanne erhitzen und die Schalotte darin andünsten.

4. Gehackte Tomaten, Tomatenmark, Petersilie, Salz und Pfeffer hinzugeben und Sauce 10 Minuten bei mittlerer Hitze köcheln lassen.

5. Nochmals mit Salz und Pfeffer abschmecken.

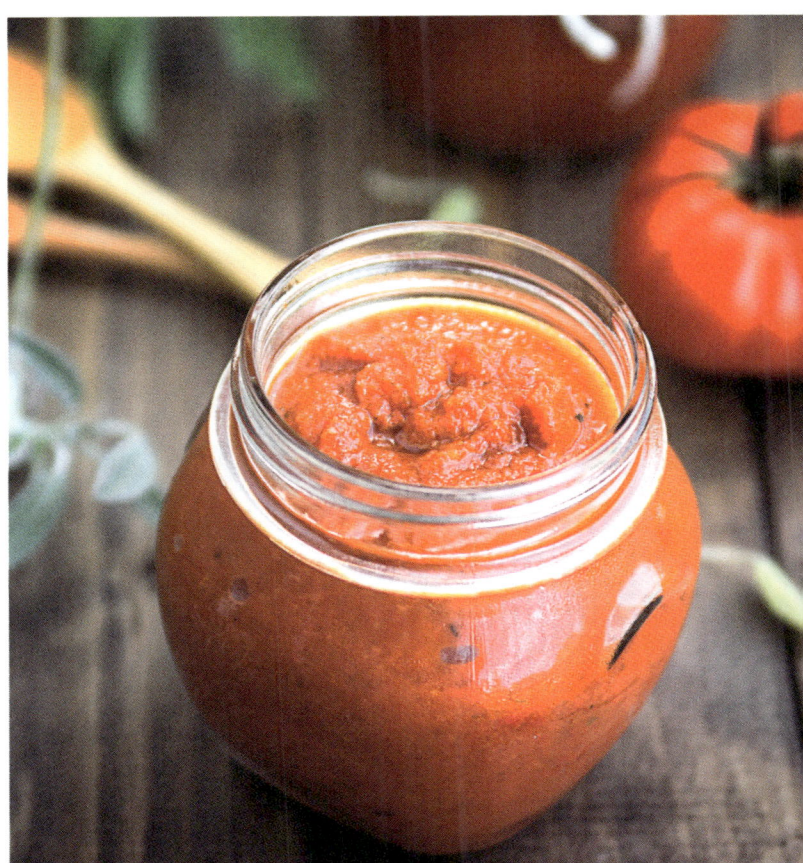

Schnittlauchquark

2 PORTIONEN
PRO PORTION: 99 KCAL/6,4 G KH/16,2 G P/0,7 G F

ZUTATEN:

1 kleiner Bund
　Schnittlauch
250 g Magerquark
50 ml Milch (1,5 % Fett)
(Kräuter-)Salz, Pfeffer

1. Schnittlauch waschen, trocken schütteln und in kleine Röllchen schneiden.

2. Magerquark und Milch in einer Schüssel mit dem Schneebesen glatt rühren.

3. Die Schnittlauchröllchen unterheben und Quark mit Salz und Pfeffer abschmecken.

Tipp:

Der Quark schmeckt als Aufstrich auf Brot, aber auch als Dip zu Gemüsesticks oder mit Ofengemüse (S. 131).

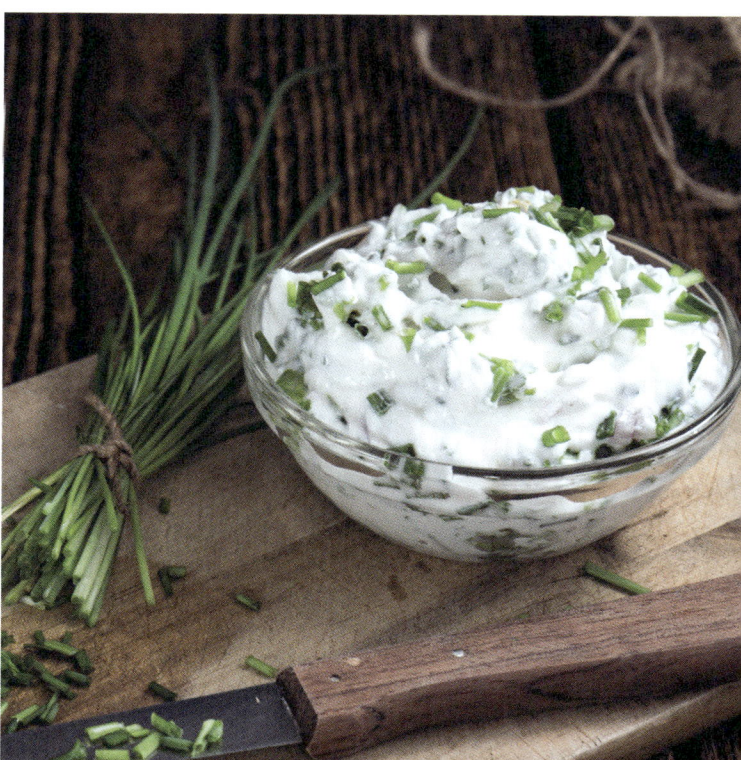

Naschereien

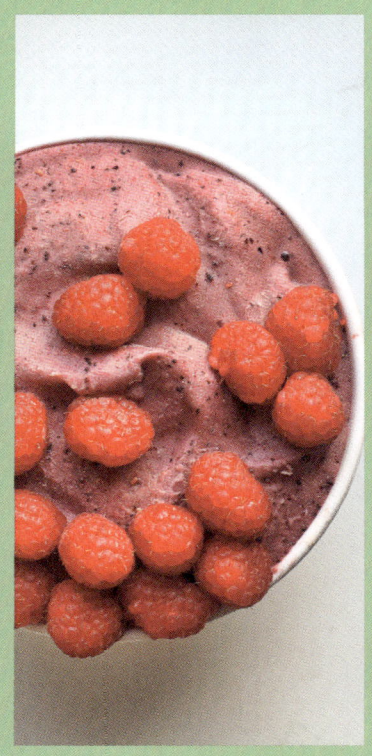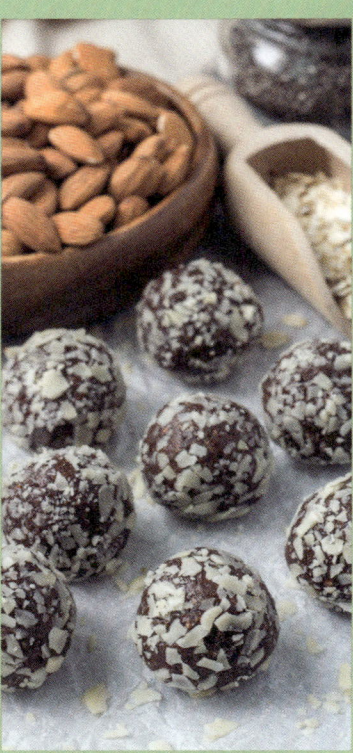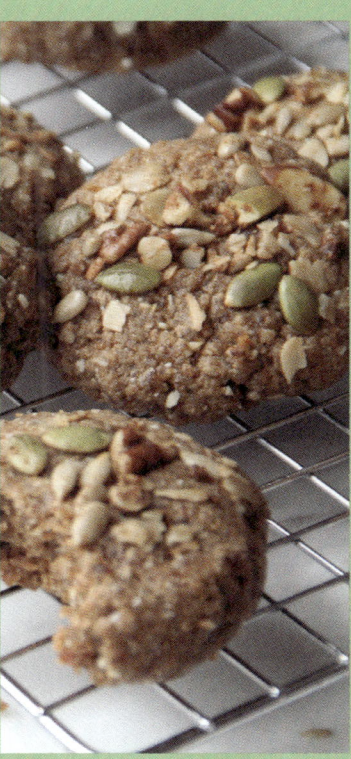

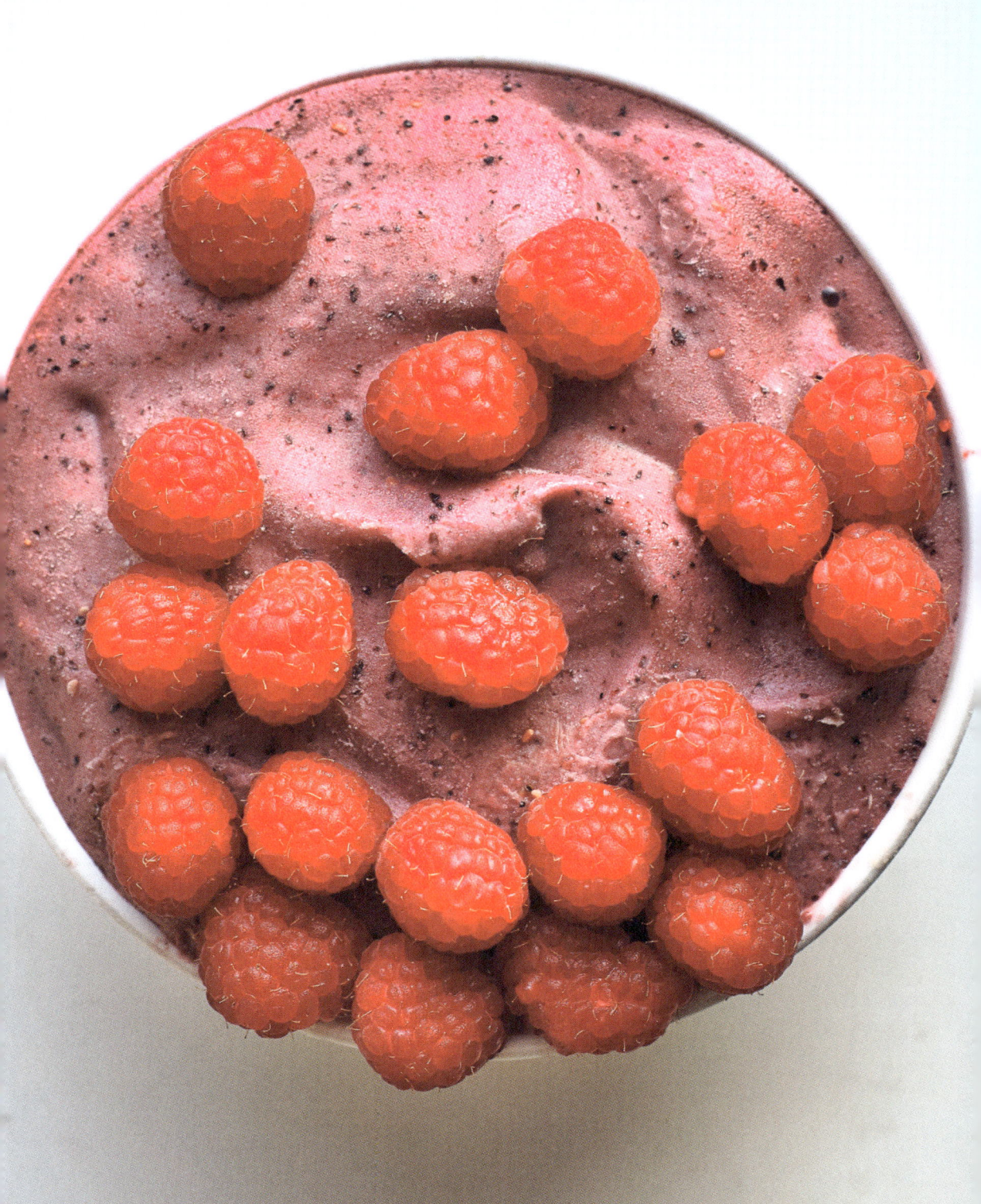

Himbeer-Nicecream

FÜR 1 PORTION
PRO PORTION: 148 KCAL/28,8 G KH/2,6 G P/0,8 G F

ZUTATEN:

60 g TK-Himbeeren
100 g TK-
   Bananenscheiben
2–3 EL Mandeldrink
1 Handvoll frische
   Himbeeren

1. TK-Himbeeren, -Bananen und Mandeldrink in ein hohes Gefäß geben und mit dem Stabmixer pürieren. Masse in eine Dessertschüssel füllen.

2. Die frischen Himbeeren waschen, verlesen und auf der Nicecream verteilen.

Tipp:

Die Nicecream eignet sich ideal zur Resteverwertung von reifen Bananen. Bananen schälen, in Scheiben schneiden und dann einfrieren. Je nach Bedarf die benötigte Menge aus der Gefriertruhe nehmen und verarbeiten
Du kannst die Eiscreme beliebig variieren und andere Beeren, Mango oder auch Pfirsich ausprobieren.

Schoko-Mandel-Bällchen

10 BÄLLCHEN
PRO BÄLLCHEN: 46 KCAL/1,7 G KH/1,6 G P/3,4 G F

ZUTATEN:

½ reife Banane
1 EL Mandeldrink
50 g gem. Mandeln
1 TL Kakaopulver
etwas Vanillepulver
1 EL Mandelblättchen

1. Banane schälen und in einer Schüssel mit der Gabel zerdrücken.

2. Die restlichen Zutaten (bis auf die Mandelblättchen) hinzufügen und alles gut verkneten.

3. Aus der Masse mit der Hand 10 Bällchen formen und diese in den Mandelblättchen wälzen und etwas andrücken.

4. Bällchen vor dem Verzehr mindestens 1 Stunde in den Kühlschrank stellen.

Tipp:

Im Kühlschrank sind die Bällchen 4–5 Tage haltbar. Nach Belieben in 1 EL Mandelsplitter, blanchierten, gehackten Mandeln, Kokos- oder Haferflocken wälzen.

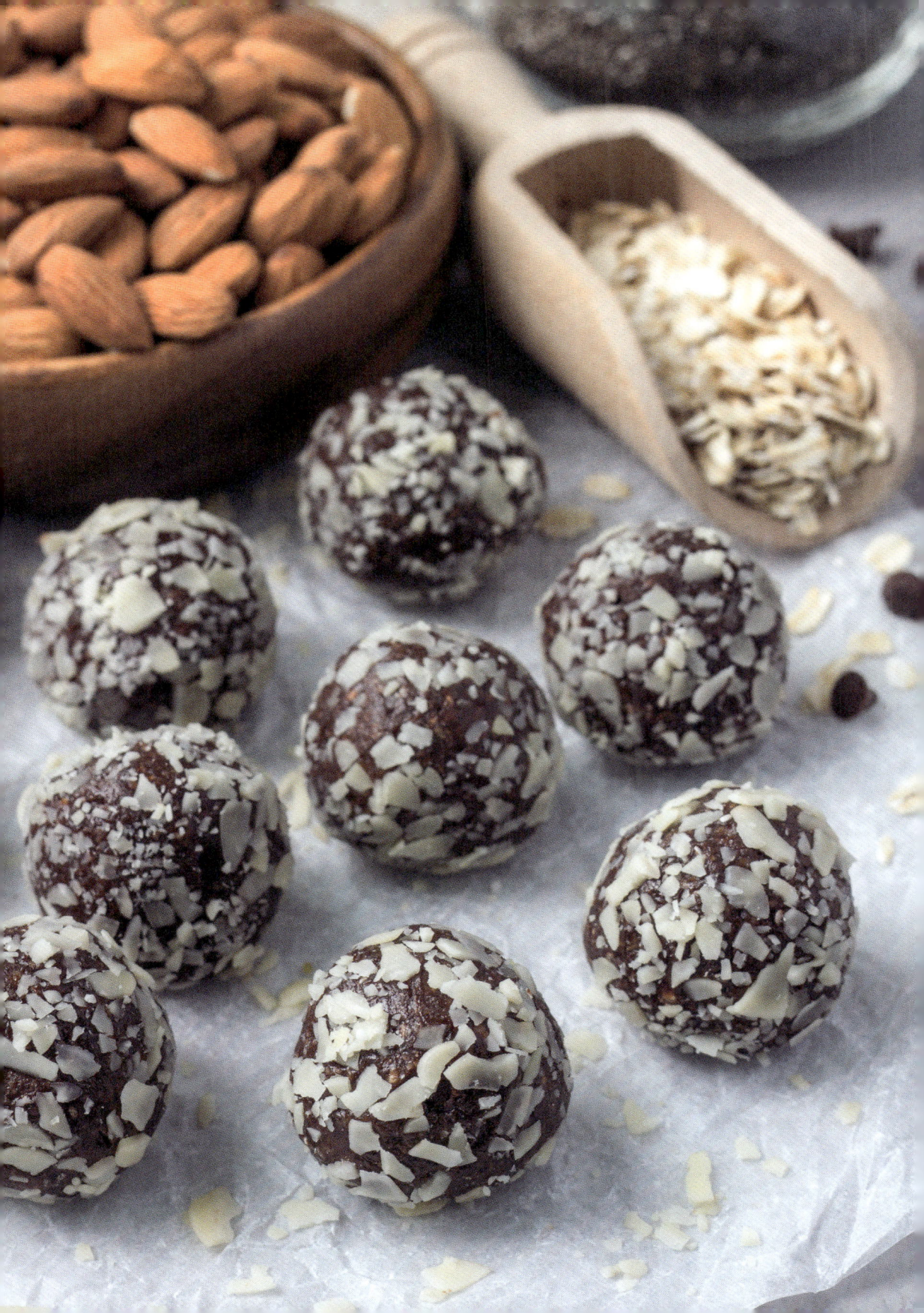

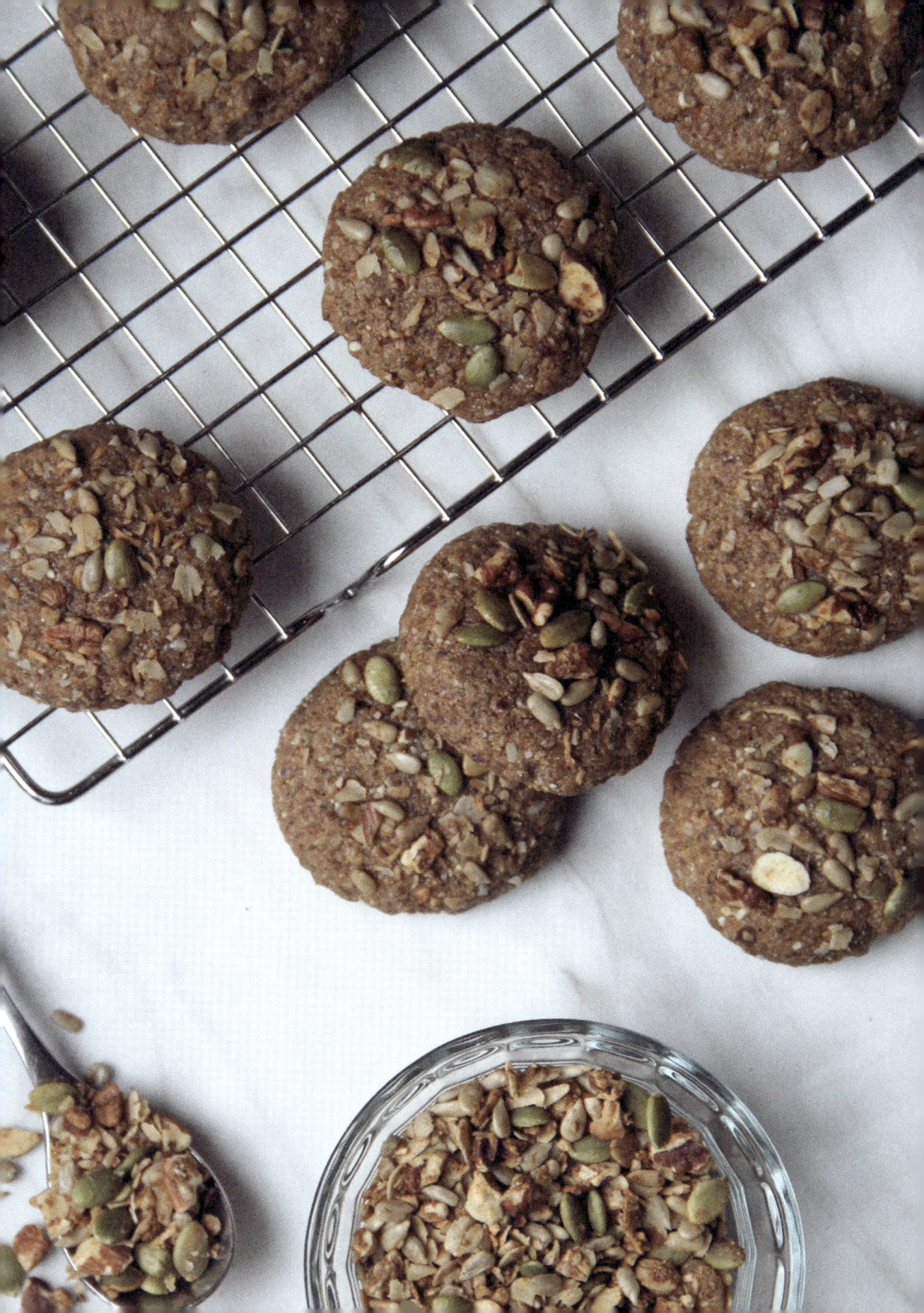

Mandel-Haferflocken-Kekse

FÜR 20 STÜCK
PRO STÜCK: 86 KCAL/9 G KH/3,3 G P/3,6 G F

ZUTATEN:

2 reife Bananen
2 Eier
2 EL Mandelmus
200 g zarte Haferflocken
50 g gem. Mandeln
2 EL Dinkelvollkornmehl
1 Prise Salz
1 TL Backpulver
etwas Vanillepulver
2 EL Saaten und
    Kerne, z. B.
    Sonnenblumenkerne,
    Kürbiskerne, gehackte
    Mandeln oder
    Haselnüsse

1. Backofen auf 180 °C Umluft vorheizen.

2. Die Bananen schälen und in einer Schüssel mit der Gabel zerdrücken.

3. Eier und Mandelmus hinzufügen und gut verrühren.

4. Die restlichen Zutaten (bis auf die Saaten und Kerne) dazugeben und untermischen. Ist der Teig zu feucht, noch etwas gemahlene Mandeln einarbeiten.

5. Aus dem Teig kleine Cookies formen, Saaten und Kerne daraufstreuen und etwas andrücken.

6. Cookies auf ein mit Backpapier belegtes Backblech setzen und 15–20 Minuten im Ofen backen.

Nährwerte

Angaben pro Stück/Portion:

	Kcal	KH	P	F	Seite
Birnen-Smoothie	275	52	7	4,1	107
Brokkolisuppe mit bunter Quinoa	292	41,9	12,5	6	111
Bunter Quinoa-Salat im Glas	378	44,7	12,8	13,3	112
Chicken Stir fry	425	15,9	52,8	14,1	157
Crêpes mit Hüttenkäse und Erdbeeren	348	19,4	12,1	5	99
Dinkel-Quark-Vollkornbrötchen	141	21,4	9	2	186
Eiweißbrot	140	8,6	10,4	6,4	182
Falafel	428	55,1	18,8	10,8	146
Fisch mit Paprikasauce	384	30,8	30,5	13,9	168
Frischkäse-Quark-Aufstrich	122	6,6	17,7	2,5	188
Frühstücksglas mit Joghurt und Beerenquark	250	29,9	24,3	3,4	90
Frühstücksmix im Glas	365	61,5	13,9	5,8	92
Frühstückspizza	489	89,4	12,3	5,4	96
Garnelen-Curry mit Reis	287	12,5	17,2	17,4	167
Gebackene Süßkartoffeln mit Sour Cream	545	88,3	26,1	10,3	127
Gebratenes Hähnchenbrustfilet	170	0	28,8	6	150
Gefüllte Champignons	207	4,4	25,2	8,4	179
Gemischter Radicchio-Salat	194	3,7	4,6	16,9	153
Grüner Nudelteller	457	63,5	29,9	6,4	143
Grünkohl-Smoothie	255	57,8	4,2	1,4	108
Gurkensalat	101	13,5	4,1	1,4	124
Haferflockenmuffins mit Apfel und Karotte	141	13,3	4,2	7,3	185
Hähnchen-Frikadellen mit Tomaten-Zwiebel-Mix	585	30,5	53,6	25,7	158
Hähnchen-Rucola-Pfanne	336	2,5	46,1	15,1	154
Heidelbeer-Frühstücksquark	305	35,5	32,8	1,9	91
Himbeer-Nicecream	148	28,8	2,6	0,8	193

	Kcal	KH	P	F	Seite
Joghurt-Minz-Dip	81	8,8	6,9	3,6	148
Joghurt-Frühstücks-Bowl	340	41,5	17	13	104
Joghurt-Kräuter-Sauce	68	8,8	6,6	2,3	162
Kartoffel-Grünkohl-Topf	355	36,6	19,6	11,9	172
Kichererbsen-Salat	451	40	27,3	15,5	120
Kohleintopf	180	27,5	6,7	10,5	135
Lachs mit Süßkartoffelpüree und Rucola	547	44	37,6	22,9	164
Lachsspieße	349	5	35,5	19	170
Mandel-Haferflocken-Kekse	86	9	3,3	3,6	197
Mexikanische Bowl	463	41,6	34,7	14,9	161
Oatmeal-Porridge	385	39,2	12,3	18,4	93
Ofengemüse	410	44,3	8,4	19,3	131
Omelette mit grünem Gemüse	342	9,4	26,6	20,7	136
Overnight Oats mit Banane und Mandel	435	42,8	15	20,2	102
Pizza-Eier-Muffins	133	3	12,2	7,4	176
Quark-Taler mit Heidelbeeren	436	52,4	26,2	12,1	145
Quinoa-Porridge	442	63,6	15,5	11,9	95
Regenbogen-Salat im Glas	201	17,2	4,3	10	119
Rindersteak auf Salatbett	296	10,7	11,1	30,1	180
Rote-Bete-Schafskäse-Salat	330	26,3	28,5	44,5	115
Rührei und Tomaten	211	4,8	14,5	14,8	132
Schnittlauchquark	99	6,4	16,2	0,7	190
Schoko-Chia-Pudding	202	4,1	9,6	14	100
Schoko-Mandel-Bällchen	46	1,7	1,6	3,4	194
Süßkartoffelpüree	269	42	4,9	9,2	150
Tomaten-Paprika-Salat	268	29,6	6,7	10,9	123
Tomatensauce	80	11	2,8	4,3	189
Tortillafladen mit italienischer Füllung	439	28,6	42,2	15,1	175
Waldorf-Salat	259	27,6	6,3	14,2	116
Zucchini-Piccolini	344	23,1	32,6	12,2	128
Zucchini-Tomaten-Auflauf	285	16,7	22,7	12,1	140
Zucchini-Waffeln	402	40,1	22,9	16,2	139

Meine Gedanken und Gefühle

Was hat sich verändert? Wie geht es mir jetzt?

Hier kannst du aufschreiben, wie es dir im Laufe der Challenge ergangen ist.

Vorlage Ernährungstagebuch

Du kannst dir dieses Ernährungstagebuch kopieren oder unter https://abnehm-challenge.de
herunterladen.

Datum _____   MO • DI • MI • DO • FR • SA • SO

Uhrzeit	Essen	KH	P	F	kcal	Bemerkung
Total						

Trinkskala

Fitness/Bewegung

Gemütszustand

Notizen/Ideen

Über die Autorin

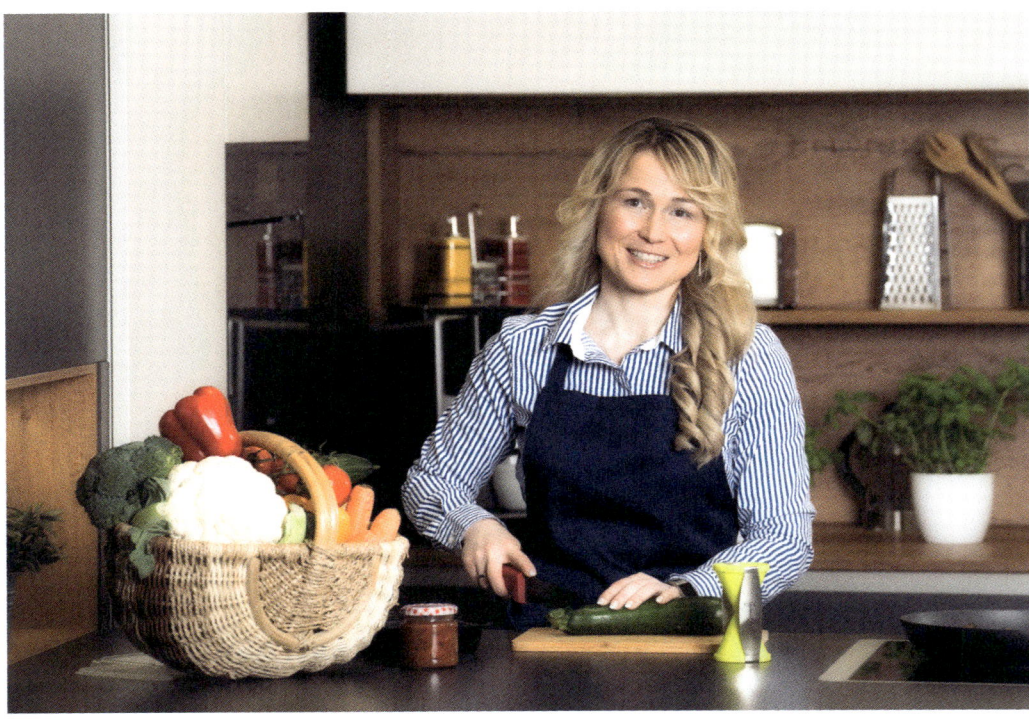

Veronika Pichl ist Autorin zahlreicher Koch-
bücher und Ratgeber. Mit ihren Büchern
und ihrem Blog-Magazin »HappyFitFood –
Gesunde Ernährung mit Fun-Faktor« möchte
sie ihre Leser zu einem gesünderen und
glücklicheren Leben inspirieren. Im riva Verlag
sind bereits viele erfolgreiche Bücher von ihr
erschienen. Sie lebt mit ihrem Mann und ihren
beiden Kindern im schönen Mittelfranken.
Mehr Infos zur Autorin und ihren Büchern
findest du auf **www.veronikapichl.de.**

Im Blog-Magazin von Veronika Pichl auf
www.happyfitfood.de erscheinen regelmäßig
leckere Rezepte, Meal Prep- und Lunchbox-
Ideen. Außerdem gibt es wissenswerte
Beiträge, um mehr Bewegung in den Alltag
zu bringen und Kilos zu verlieren, aber auch
Tipps, um seine Ziele zu erreichen – für eine
nachhaltige Lebensweise und mehr Zufrie-
denheit im Leben.

Kostenloses Bonusmaterial zum Buch

Auf **https://abnehm-challenge.de** habe ich dir umfangreiches Bonusmaterial zum Buch zusammengestellt, das du dir zur Unterstützung herunterladen kannst.

Im kostenlosen Bonus-Paket sind unter anderem enthalten:

- Vorlagen für ein Ernährungstagebuch und ein Schritt-Tagebuch
- Motivationskärtchen und -zitate
- Wunsch-Collagen-Vorlagen und Zielsetzungsarbeitsblätter
- Übersicht Zuckerbegriffe
- Tipps für Workout und Bewegung
- Meal Prep- und Lunchboxideen

und vieles mehr...

Ich freue mich auf deine Erfolgsgeschichte!

Deine Veronika

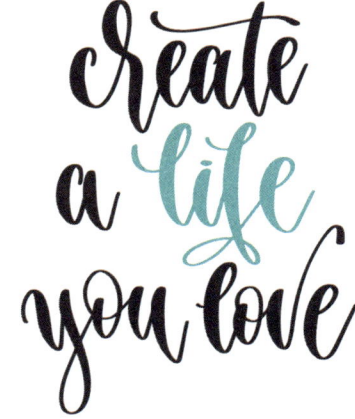

Erschaffe dir ein Leben, das du liebst.

Zutatenregister

Bildnachweis

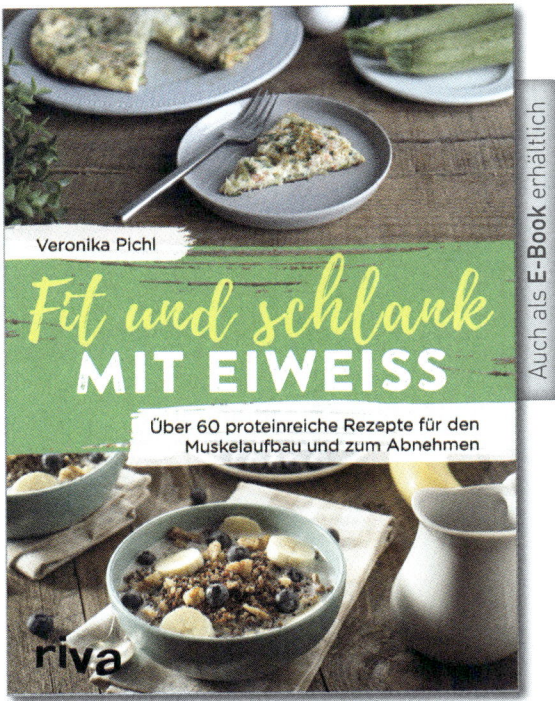

144 Seiten
14,99 € (D) | 15,50 € (A)
ISBN 978-3-7423-1298-3

Veronika Pichl

Fit und schlank mit Eiweiß

Über 60 proteinreiche Rezepte für den Muskelaufbau und zum Abnehmen

Wer Muskeln aufbauen und erhalten will, muss viel Eiweiß zu sich nehmen. Und auch beim Abnehmen ist eine ausreichende Proteinversorgung eine Grundvoraussetzung. Die Bestsellerautorin Veronika Pichl zeigt in diesem Buch 60 leckere, schnelle und einfache Gerichte für eine proteinreiche Ernährung im Alltag: von Hauptgerichten wie Kichererbsencurry über Snacks wie mit Lachs gefüllten Waffeln und Desserts wie Avocado-Schokocreme bis zu abwechslungsreichen Protein-Shakes. Um das persönliche Ziel zu erreichen, bietet das Buch Wochenpläne, die speziell auf den Bedarf von Sportlern abgestimmt sind, sowie für eine Eiweiß-Diät zum Abnehmen.

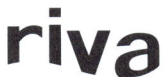